教育部人文社会科学研究项目"新世纪以来中医药文化影视传播研究"（20XJCZH015）项目资助

新世纪中医药文化影视传播研究

张　黎　著

U0280925

西北大学出版社
·西安·

图书在版编目（CIP）数据

新世纪中医药文化影视传播研究 / 张黎著. -- 西安：
西北大学出版社，2024. 7. -- ISBN 978-7-5604-5453-5

Ⅰ. R2-05 ；J9

中国国家版本馆 CIP 数据核字第20246AB487 号

新世纪中医药文化影视传播研究
XINSHIJI ZHONGYIYAO WENHUA YINGSHI CHUANBO YANJIU

张　黎　著

出版发行　西北大学出版社

（西北大学校内　邮编：710069　电话：029-88302621 88303593）

http://nwupress.nwu.edu.cn　　E-mail: xdpress@nwu.edu.cn

经　　销	全国新华书店	
印　　刷	西安日报社印务中心	
开　　本	787 毫米×1092 毫米　1/16	
印　　张	12.25	
版　　次	2024 年 7 月第 1 版	
印　　次	2024 年 7 月第 1 次印刷	
字　　数	170 千字	
书　　号	ISBN 978-7-5604-5453-5	
定　　价	48.00 元	

如有印装质量问题，请拨打电话 029-88302966 予以调换。

目 录

1

导　论

一、研究缘起

中医药文化传播是新时代中国特色社会主义事业的重要内容，是事关中华民族伟大复兴的大事。推动传统中医药文化传承发展，既可以不断提高中医药临床疗效，扩大中医药对广大人民群众的服务范围，又可以积极弘扬大医精诚的高尚风格，为促进社会和谐、民族自信、民族凝聚力和向心力做出新的更大贡献。中医药文化的传播对于发挥中医药文化原创优势、推动我国生命科学实现创新突破、弘扬中华优秀传统文化、增强民族自信和文化自信、促进文明互鉴和民心相通、推动构建人类命运共同体具有重要意义。

国家中医药管理局 2009 年发布的《中医医院中医药文化建设指南》指出："中医药文化是中华民族优秀文化的重要组成部分，是中华民族几千年来认识生命、维护健康、防治疾病的思想和方法体系，是中医药服务的内在精神和思想基础。"中医药文化是在中医药学数千年的发展中逐渐形成、发展和不断丰富完善的，堪称中华文明的瑰宝之一。党的十八大以来，以习近平同志为核心的党中央高度重视中华优秀传统医药文化的传承发展，明确提出"着力推动中医药的振兴发展"，并从国家战略的高度对中医药发展进行全面谋划和系统部署。国务院颁布的《中医药健康服务发展规划（2015—2020 年）》要求发展中医药文化产业，创作科学准确、通俗易懂、贴近生活的中医药文化科普创意产品和文化精品。2021年7月，国务院相关六部委再次联合发布《中医药文化传播行动实施方案（2021—2025年)》（以下简称《方案》)，就未来5年持续推进中医药文化传播，特别是中医药文化影视传播工作做出了重大部署。《方案》围绕"深入挖掘中医药文化精髓、推动中医药融入生产生活、推动中医药文化贯穿国民教育始终、推进中医药文化传播机制建设"四个方面，提出了11项具体任务，要求"加强中医药题材文艺创作……创作一批承载中医药文化内涵的中医药题材纪录片、动漫、短视频等文艺作品，讲好中医药故事"，"引导各中医药学术机构组织和专家学者等积极参与中医药文化传播工作，培养造就一支政治过硬、专业突出、求实创新的中医药文化传播工作队伍，构建能力突出、结构合理、梯次分明的人才体系"。结合上述两个任务，《方案》明确将中医药文化影视传播作为重点工作之一。

尽管如此，与武术/功夫题材影视作品对中华武术文化在全世界范围内的成功传播所做出的杰出贡献相比较，中医药文化题材影视作品整体数量偏少，缺乏有重大影响力和传播力的作品，整体而言文化传播效果不尽如人意。这就导致影视媒介对中医药文化的传播、中医药事业传承以及大健康产业发展的促进，都远远没有发挥其应有的作用。自2019年年末新冠疫情暴发以来，虽然中医药在防控抗击新冠疫情中发挥了重要作用，但同时在网络媒体（包括各类自媒体）上出现的针对中医药的认知和态度差异以及一些不和谐的声音充分表明，中医药的重大价值和作用还远未得到国人的一致认同，造成这一现象的主要原因是中医药文化传播工作的相对滞后和不到位。影视媒介作为20世纪以来最为重要的大众艺术形式和大众传播媒介，同时也是最具世界性的大众传播媒介，如好莱坞电影除了在全世界赚取高额票房外，通过影视媒介和影视作品带来的文化输出与传播更是非常强势。习近平同志指出"要遵循新闻传播规律和新兴媒体发展规律"，"讲好中国故事，传播好中国声音"。上述内容都表明影视媒介是中医药文化传播不可忽视的重要途径之一，这些就是本研究的背景和缘起。

二、国内外研究述评

作为中医药文化传播的重要载体，21 世纪以来，特别是十八大以来，中医药文化题材影视作品佳作不断。这些影视作品对于传播、传承和发展中医药文化意义重大，而中医药文化的传承发展又对振兴中医药至关重要。同时也正是这些作品的出现，使中医药文化传播研究领域开始注意到影视媒介和影视作品对传播中医药文化的重大价值和意义。

中医药文化影视传播研究，这一选题同时涉及中医药文化学、传播学、影视学等多个学科，涉及面较广，属典型的跨学科研究，存在一定的研究难度。中医药文化学术研究肇始于 20 世纪 80 年代中后期，在国内方兴未艾，加之中医与西方医学迥然不同的思维方式、理论基础和方法论体系，故而国外学者对之甚少关注。检索外文文献后发现，仅有寥寥数篇，且都为国内学者译介其中文文献所得，可以忽略不计。21 世纪以来，随着诸多哲学、社会科学工作者的加入，他们将各自领域成熟、全面的研究方法带到中医药文化研究领域，与中医药工作者一同掀起了中医药文化研究的热潮。其中，中医药文化传播研究在 21 世纪初成为相对较为热门的领域，受到了众多学者的关注，产生了许多重要的文献和学术成果。因此，围绕"中医药文化影视传播"的相关问题探索，本文在文献资料方面具体从"中医药文化""中医药文化传播""中医药文化影视传播"这三个层级入手。

（一）中医药文化研究相关文献

有关中医药文化的研究主要集中在中医药文化的定义、内涵、外延研究中。

温长路在《执中致和是中医文化的核心理念》一文中将中医文化定义

为"渗透于中医医疗活动中的思维方式、价值观念、传统习惯、行为规范的总和，其中包含中医的理念、实践、环境等"①。薛公忱在《中医文化溯源》中认为："所谓中医文化，不是或主要不是指中医作为社会科学技术本身，而是指这种科学技术特有的社会形式、文化氛围，即中医学发展同整个社会文化背景的联系，以及中医学中所体现的特有的文化特征。"② 张其成在《中医文化学体系的构建》中指出："关于中医文化，有两种含义：一是从广义的'文化'角度看，中医作为一门探索人体生理、病理、防病治病规律的科学，具有自然科学的性质，而科学又属于大文化范畴，因而，中医本身就是文化；二是从狭义的'文化'角度看，中医学理论体系形成的文化背景，以及蕴含的人文价值和文化特征，就是中医学的文化内涵即中医文化，它只涉及中医学有关人体生命和防病治病理论形成发展的规律，以及文化社会印记和背景，而不涉及中医学关于人体生命和防病治病的手段、技术和具体措施。我们所称的'中医文化'概念采取第二种含义。"③于学芬认同上述观点的同时，在《论中医文化的概念内涵及其核心内容》一文中进一步指出"中医文化是中国优秀传统文化以中医学术为核心所形成的文化体系"④。综上，这些重要成果虽然表述各异，但基本上认同从"狭义"文化的角度界定中医文化，不包括作为科学技术本身的中医。这也是本研究对中医药文化内涵外延的认识。

（二）中医药文化传播相关文献

考察已有中医药文化传播研究的主要成果,其大都围绕传播内容研究、

① 温长路:《执中致和是中医文化的核心理念》,《中国中医药报》,2009 年 6 月 5 日。
② 薛公忱:《中医文化溯源》,南京出版社,2013 年版,第 1 页。
③ 张其成:《中医文化学体系的构建》,《中国中医基础医学杂志》,1999 年第 5 期,第 53—55 页。
④ 于学芬:《论中医文化的概念内涵及其核心内容》,《江西中医药》,2012 年第 6 期,第 3—4 页。

传播媒介研究、传播策略研究、传播者研究等几个方面展开。

1. 学术专著

　　毛嘉陵主编的《中医文化传播学》是国内这一领域较早的研究专著，该书以拉斯韦尔"5W"传播模式为框架，从传播的内容与形式、传播过程与模式、传播的类型、传播者、传播媒介、受传者等几个方面系统而全面地论述了中医药文化传播的各种问题。①其在第六章"传播媒介"中提及影视媒介对中医药文化传播的价值和作用，但并未针对具体影视作品进一步展开论述。王明强等学者撰写的《中国中医文化传播史》是我国第一部研究中医药文化传播历史的学术专著。该专著从医学典籍刊行、医家行医讲学、医学教育、文学艺术、民俗以及中外交流等维度，较为全面地回顾梳理了自原始社会到清末各个主要历史时期我国中医药文化传播的情况。②另外，医学教育领域内的两家权威出版社——中国中医药出版社和人民卫生出版社，组织业内相关专家编写的两版全国高等中医药院校规划教材《中医文化学》③中，也都有相应章节论述中医药文化的传播，但限于全书框架设计和篇幅所限，针对影视媒介传播问题要么没有涉及，要么点到即止。申俊龙、曾智主编的《中医药文化传承与传播的哲学智慧》在系统总结中医药文化传播的成功经验和失败教训的同时，从加强顶层设计、重塑中医药文化形象、建立健全传播组织等多个方面给出了推进中医药文化传播的方法策略。④但该书同样并未关注到传播媒介特别是影视媒介的中医药文化传播问题。

---

① 毛嘉陵、毛国强：《中医文化传播学》，中国中医药出版社，2021 年版。

② 王明强、张稚鲲、高雨：《中国中医文化传播史》，中国中医药出版社，2015 年版。

③ 臧守虎：《中医文化学》，中国中医药出版社，2017 年版。张其成：《中医文化学》，人民卫生出版社，2017 年版。

④ 申俊龙、曾智：《中医药文化传承与传播的哲学智慧》，科学出版社，2015 年版。

2. 学术论文

魏一苇等的《试论中医文化传播的困境与出路》①、陶林和张宗明的《论中医文化传播的困境与突围》②，均能针对中医药文化传播中出现的诸如"失语""传播策略弱化""传播内容神秘化"等问题给出各自的解决思路和应对措施。吴德珍等的《中医药文化核心价值传播路径创新》一文，聚焦于中医药文化传播内容和策略研究，主张应该凝练中医药文化的核心价值，探索中医药文化传播新路径。③刘新鸥等的《中医药文化传播现状及传播模式分析》，从传播媒介创新的角度指出要重视现代新媒体并将其和传统媒体相结合。④王小芳等在《浅析中医药文化国际传播思路》一文中，强调要充分发挥孔子学院、老子学院等对外文教平台媒介的作用，全面促进中医药文化国际传播。⑤

（三）中医药文化影视传播相关文献

与 21 世纪以来中医药文化传播研究领域如火如荼的热闹状况相比，对中医药文化影视传播这个子领域的研究相对而言则刚刚起步，有价值的学术成果不多。袁斓等的《影视对中医药文化传播的影响研究》一文，从影视媒介的媒介特征出发，探究影视对中医药文化传播的影响，指出我国中

① 魏一苇、何清湖、陈小平：《试论中医文化传播的困境与出路》，《湖南中医药大学学报》，2013 年第 3 期，第 98—101 页。

② 陶林、张宗明：《论中医文化传播的困境与突围》，《理论月刊》，2015 年第 3 期，第 70—73 页。

③ 吴德珍、申俊龙、徐爱军等：《中医药文化核心价值传播路径创新》，《医学与社会》，2015 年第 5 期，第 55—57 页。

④ 刘新鸥、申俊龙、沈永健：《中医药文化传播现状及传播模式分析》，《中医杂志》，2016 年第 10 期，第 811—814 页。

⑤ 王小芳、刘成：《浅析中医药文化国际传播思路》，《中华中医药杂志》，2016 年第 11 期，第 4626—4629 页。

医药文化影视传播存在的主要问题，探究相应的解决思路和方法。①王小丁等在《中医药影视剧的叙事表达与文化传播研究》一文中首先指出中医药影视剧是中医药健康文化传播的重要方式和载体，进而建议中医药文化影视传播应该调节好中医药知识专业性与影视剧娱乐化之间的矛盾，利用现代影视技术讲好中医故事、打造经典作品，同时凭借中华文化底色，采用国际化的表达方式，助推中医药文化的国际化传播。②张星的《困境·路径与未来：中医药文化传播的时代影像投射》在总结了当前中医药文化影视传播困境和问题的同时，给出了"通俗化、碎片化和专业化"的应对策略。③云南中医学院张博昊在其硕士论文《新媒体时代中医药文化的大众影视传播研究——以〈本草中国〉为例》中，总结中医药文化题材电视纪录片《本草中国》的成功经验，指出中医药文化影视作品应该注重形式表达的通俗性、剧情表达的故事性和内容表达的神秘性。同样是针对传播策略的研究，江西中医药大学石青雯的硕士论文《新时代中医药文化影视传播策略研究》建议从"加强中医药文化影视传播队伍、提高中医药文化影视传播内容质量、扩大中医药文化影视传播媒介以及满足中医药文化影视受众需求"四个方面入手，加强对中医药文化影视传播的研究。除上述研究成果之外，还有多篇文献从中医药文化传播的角度，针对诸如电影《大明劫》、电视剧《女医明妃传》《老中医》、电视纪录片《本草中华》《本草中国》展开研究。

---

① 袁斓、王云、王雪梅：《影视对中医药文化传播的影响研究》，《成都中医药大学学报（教育科学版）》，2020 年第 2 期，第 6—8 页。

② 王小丁、盛淳汇：《中医药影视剧的叙事表达与文化传播研究》，《中国医学人文》，2019 年第 7 期，第 12—16 页。

③ 张星：《困境·路径与未来：中医药文化传播的时代影像投射》，《电影评介》，2019 年第 2 期，第 98—102 页。

综观上述文献可以发现，21 世纪以来，学者开始关注中医药文化传播这一重要议题，在传播内容、传播媒介、传播策略等方面都取得了卓越的成果。但稍显遗憾的是，既有成果总体上并未在中医药文化传播的传播媒介研究中引起影视媒介足够的重视，同时也未充分关注中医药文化题材影视作品在传播中医药文化中的重要价值和作用，而这一切正是本研究的理论依据和逻辑起点。

三、研究对象界定、研究的问题与本专著的结构

本研究中所言的"中医药文化影视传播"是指以电影故事片、电视剧、影视纪录片、电视节目等具体的影视节目形态，通过影视媒介传播中医药文化的一种媒介传播活动及其结果。同时因网络新媒体中的影音内容的形态与影视节目接近，加之影视节目也大量利用网络媒介进行传播或二次传播，故而这些现象也包括在本研究之中。

通过对上述研究成果的总结分析归纳，笔者确定了以 21 世纪以来有影响力的中医药文化题材电影故事片、电视剧、纪录片以及电视节目为研究对象，希望在继承前人研究成果的基础上，运用影视学、传播学的相关理论更有针对性地拓展中医药文化影视传播领域学术研究的深度和广度。围绕研究对象，具体而言需要从以下几个方面展开研究工作：

第一，从中医药物质文化、制度文化、精神文化三个层面开展中医药文化影视传播的传播内容研究。

第二，从历史和当下两个维度开展中医药文化影视传播的发展历程研究。

第三，以个案为基础，深入分析 21 世纪以来优秀中医药文化影视传播作品和案例。

第四，以拉斯韦尔"5W"传播模式、霍尔"编码解码"理论以及尼

尔·波兹曼的传播学理论为基础，开展中医药文化影视传播的传播内容和传播策略研究。

第五，以中医药文化影视传播经典案例为基础，通过问卷调查，开展中医药文化影视传播现状研究。

围绕上述四个方面，本专著可以分为如下四个部分：

第一章"中医药文化论"，这部分在继承前人研究成果的基础上探讨中医药文化的定义、内容构成、特征、功能及传播价值。

第二章"中医药文化影视传播论"，这部分以影视媒介的媒介特性研究为基础，围绕中医药文化影视传播的方式、形态、内容、特征等问题展开。

第三章"新世纪中医药文化题材优秀影视作品分析"，这部分回顾了21世纪前中医药文化影视传播的历史发展，随后以21世纪以来多个中医药文化影视传播经典作品为案例展开个案研究。

第四章"中医药文化影视传播的问题与对策"，这部分以中医药文化影视传播调研报告为基础，同时借助拉斯韦尔"5W"传播模式、霍尔"编码解码"理论以及尼尔·波兹曼的传播学理论给出提升中医药文化影视传播效果的措施与对策。

根据笔者的研究方向，本书围绕中医药文化题材影视作品、案例展开传播研究，在研究方法上试图做到：

第一，个案研究与整体研究的辩证统一。本研究将以典型作品、案例为中心，以传播历史为线索，点面结合，对中医药文化影视传播典型案例、作品进行系统研究。

第二，比较研究与文献研究的辩证统一。比较研究包括中医药文化题材影视作品与功夫文化题材影视作品的传播比较研究、不同时期中医药文化题材影视作品比较研究。文献研究指的是在广泛掌握相关文献的基础上，通过对文献的总结、归纳、分析，使研究更具学理性。

第三，调查问卷与理论阐释相结合。在通过调查问卷明晰当下中医药文化影视传播存在的问题后，借助对传播学经典理论的阐释，结合实际，提出解决思路和路径。

在研究范围之内的中医药文化题材影视传播作品、案例包括但不限于中医药文化题材电视剧、中医药文化题材电影故事片、中医药文化题材纪录片、中医药文化主题电视节目。

第一章　中医药文化论

习近平总书记曾指出："中医药学凝聚着深邃的哲学智慧和中华民族几千年的健康养生理念及其实践经验，是中国古代科学的瑰宝，也是打开中华文明宝库的钥匙。"从属于中医药学的中医药文化与武术文化、戏曲文化、酒文化、茶文化等一同传承数千年，共同组成了中华优秀传统文化。孔子曰："必也正名乎，名不正则言不顺，言不顺则事不成。"因此，本研究的逻辑起点是：什么是中医药文化？它由哪些内容与要素构成？具备哪些特征和功能？具有哪些传播价值？上述问题正是本章的研究内容。

第一节　中医药文化的定义与内容构成

一、中医药文化的定义

纵观历史，从古代文明到现代文明，中国和西方都没有停止对"文化"的探索。中国对"文化"的阐释开始得很早，大约在春秋时期。《周易·贲卦》中提到："观乎天文，以察时变；观乎人文，以化成天下。"讲的是，要注重伦理道德，让人们的行为合乎文明礼仪，文化便有了文明礼仪的意思。汉代学者刘向在《说苑·指武》中说："圣人之治天下也，先文德而后武力。凡武之兴，为不服也；文化不改，然后加诛。"此处"文化"为文治与教化。近代以来，学者们对文化的内涵又有了新的阐释。梁启超先生在《什么是文化》一文中指出："文化者，人类心能所开释出来之有价值的共业也。"①当代权威工具书《辞海》给"文化"下的定义是"广义是指人类在社会历史实践中所获得的物质、精神生产能力和创造的物质、精神财富的总和。狭义指精神生产能力和精神产品，包括一切社会意识形式：自然科学、技术科学、社会意识形态"②。也就是说，广义的文化包括人类在社会实践过程中所获得的物质、精神的生产能力和创造物质、精神财富的总和；而狭义上则指精神生产能力和精神产品，包括一切社会意识形态。

在西方，"文化"一词最早源于拉丁文 cultura，含义为耕种、培养、练习、教育等。后来随着时代的发展，它的词义逐渐有了变化。英国文化人类学家爱德华·泰勒是第一个在科学意义上为"文化"下定义的人。他在专著《原始文化》中指出："文化或文明，就其广泛的民族学意义来说，是包括全部的知识、信仰、艺术、道德、法律、风格以及作为社会成员的人所掌握和接受的任何其他的才能和习惯的复合体。"③这里是给"文化"做出的一个广义的定义。随后，西方学者又开始了对文化特征的研究。西方学者对"文化"的定义，对后世影响最大的是 18 世纪德国启蒙思想家赫尔德尔，他在《人类历史哲学概要》中指出了文化的三个基本特征，至今被认为是关于文化的权威定论。他认为文化的基本特征是：第一，文化是一种社会生活模式，它的概念是个统一的、同质的概念，无论作为整体还是社会生活的方方面面，人的每一言每一行都成为文化不容置疑的组成部分；第二，文化是一个"民族"的文化，用赫尔德尔的话说，它代表着一

---

① 夷夏：《梁启超讲演集》，河北人民出版社，2004 年版，第 204 页。
② 上海辞书出版社辞海编辑委员会：《辞海》，上海辞书出版社，2000 年版，第 4365 页。
③ ［英］爱德华·泰勒：《原始文化》，连树声译，上海文艺出版社，1992 年版，第 1 页。

个民族的精华；第三，文化有明显的边界，文化作为一个区域的文化，它总是明显区别于其他区域的文化。①

　　文化的含义随着时代的发展，不断扩展，学者们对文化的认识也不断加深。美国著名文化学者鲁思·本妮狄克特指出："（文化）是通过某个民族的活动而表现出来的一种思维和行动方式，一种使这个民族不同于其他任何民族的方式。"②这一点，从中西方的认知方式就能很好地体现出来。西方的认知方式，一般是将主体和客体对立起来，而中国的传统认知中，跨越了主客体二元对立关系。西方学者克罗伯、克拉克洪两位人类学家，从整体性和历史性的角度对文化做出这样的定义："文化是成套的行为系统，而它的核心是由一套传统观念，尤其是价值系统所构成。"③这两位学者强调了文化的整体性，其中"成套的行为系统"说明文化不是随机的、偶然发生的行为，而是一个稳定的、完整的系统。同时，又强调了文化的历史性，指出文化的核心是由传统观念构成的，高度重视传统文化以及文化的历史传承意义。

　　综合中外学者对文化的定义，我们能够发现，对于文化的概念，学界很难达成一个共识，这是因为时代、民族、社会历史背景存在差异。不过即使不同的群体因为社会背景、习惯等孕育了不同的文化，我们依然能确定文化有其稳定的内核以及从文化内核衍生出来的包括价值观、行为习惯、风俗人情等外显行为。文化的定义，在学界没有一个权威和标准的说法，很难达成共识。"中医药文化"的定义，也曾众说纷纭，莫衷一是，要么外延过大，囊括中医药学的一切领域范畴，要么内涵过小，导致与中医药文化实践不相符合。

---

① 转引自陆扬、王毅：《大众文化与传媒》，上海三联书店，2000 年版，第 1 页。
② 转引自韩德英：《文化翻译的多重视角探究》，中国原子能出版社，2018 年版，第 2 页。
③ 转引自胡智锋：《影视文化学》，中国国际广播出版社，2022 年版，第 30 页。

2005 年 8 月在中华中医药学会中医药文化分会组织召开的全国第八届中医药文化研讨会上，来自全国各地的中医药文化研究专家学者齐聚一堂，首次明确了"中医药文化"的定义：中医药文化是中华民族优秀传统文化中体现中医药本质与特色的精神文明和物质文明的总和。我们所说的中医文化，是包含中药文化在内的大文化概念。关于中医文化，有两种含义：一是从广义文化的角度看，中医文化指整个中医药学，中医作为一门探索人体生理病理、防病治病规律的学科，具有自然科学性质，而科学又属于大文化范畴，因而中医本身就是文化；二是从狭义文化的角度看，中医文化指中医学理论体系形成的社会文化背景以及蕴含的人文价值和文化特征，就是中医学的文化内涵，包括中医学精神层面、行为层面、物质层面的文化内涵。自此之后，学界认识基本趋同。

二、中医药文化的内容构成

（一）中医药文化的构成要素

学术界一般认为文化可以分为精神文化、行为文化、物质文化三个层面。同样，中医文化亦可以分为三个层面，通俗地概括为"心、手、脸"三个层面。"心"层面的文化就是中医学基本观念、中医学思维、中医文化核心价值观等，也就是中医药精神文化。"手"在日常生活中是保证生活运行的重要部分，同理，在中医药文化中，"手"层面的文化指的是保证中医药文化顺利发展的制度文化，包括医疗行为、著述行为、传承教育、医政制度、民俗养生等。第一眼看人，一定会注意到一个人的脸。可以说，脸是最显眼、最容易被看到的部分。在中医药文化中，"脸"层面的文化指的是中医药物质文化。物质文化是我们第一次接触到中医药文化时，能够最直观地理解中医药文化的部分，包括中医文化的医事器具、医药标识、医事场所、承载文献、诊疗器物等。

中医药物质文化，即我国所创造的中医药物质财富或物质性成果，是将内隐的核心价值外显为有形物质实体，形成代表中医文化的物质形态和环境形象。马克思认为，人能通过发挥主观能动性探索自然界的规律，改造自然，达到人与自然的和谐相处。所谓"人化自然"，就是指人类在尊重自然的基础上，改造自然并在物质文化方面的创造与贡献。中医药物质文化中，中药材是非常具有代表性的。例如，人参作为中医草药中最著名的代表之一，具有提神健体、增强免疫力等功效。在中国，人参既是一种药，也是一种重要的文化象征，被视为珍贵的礼品和药物。人参的种植、采集、加工和使用方法都有着悠久的历史，与中医药文化密切相关。珍珠被广泛应用于美容护肤和调理身体，它在中国的使用历史可以追溯到几千年前，不仅被视为一种药物，也被赋予了神秘、珍贵和美丽的象征意义。在中医药文化中，珍珠代表着纯净、柔和以及珍贵。朱砂是一种矿物，常用于中药方剂中，除了具有一定的药用价值外，朱砂在中医药文化中还有着独特的象征意义。在古代，朱砂被认为有辟邪、驱鬼等作用，因此常被用于制作符咒和保护身体。除了药物，中医药物质文化还涉及与药物相关的文化产物和文化符号，如中医药的文献、方书、典籍、古方、药物命名等。这些文献和文化符号记录了中医药的理论、经验和实践，反映了中医药的历史和传统。总而言之，中医药物质文化是指中医药传统中所包含的药物、制剂、器械等物质实体，以及与中医药相关的文化产物和文化符号。它是中医药传统的重要组成部分，承载了中医药的理论、实践和文化价值。

中医药制度文化，即国家为了保障人们医疗和生活稳定而达成的某种关系和制度的总和。习近平总书记指出，一个国家选择什么样的国家制度和国家治理体系，是由这个国家的历史文化、社会性质、经济发展水平决定的。同样的道理，中医药制度文化是由中医药历史文化、不同历史时期社会性质、经济发展水平等情况综合形成的。它的内涵层面极为丰富、复杂，包括医疗行为、著述行为、教育行为、中医民俗等，其中最宏大的一个部分是国家中医药制度、法规。例如，《中华人民共和国中医药法》从中医药服务、中医药保护与发展、中医药人才培养、中医药科学研究、中医药传承与文化传播等方面对中医药的传承发展做出法律上的规定。其中，中医药法第六章"中医药传承与文化传播部分"第四十三条规定："国家建立中医药传统知识保护数据库、保护名录和保护制度。中医药传统知识持有人对其持有的中医药传统知识享有传承使用的权利，对他人获取、利用其持有的中医药传统知识享有知情同意和利益分享等权利。国家对经依法认定属于国家秘密的传统中药处方组成和生产工艺实行特殊保护。"从法律法规中能够看出，中医药文化的发展受到法律制度的保护，中医药文化的传承背后是国家的支持和认可。同时，中医药行业从业人员也应遵守相应的法规制度，制度文化能够起到规范行为的作用，中医药法律法规本身也是中医药制度文化的一部分。中医药制度文化是人们在中医药实践中的行动指南，为我们提供了处理各种关系的行为模式。

中医药精神文化，即中国人民在思想、精神、心理、意识领域里所创造的中医药精神财富的总和。它包括中医药思维方式、道德意识、知识、信仰、艺术等中医药精神性成果的创造，其核心为中医药价值观念。这些观念的凝结，使得中医学理论具有博大、自洽、完整的特点。与中医药物质文化相对照，中医药精神文化往往是看不见也摸不着的。中医药精神文化潜藏于人的灵魂深处。中医药文化的核心价值，主要体现在中医药的本体观、天人观、疾病观、道德观和思维方式等方面。例如，在本体观上，中医药强调人与自然之间的相互关系和统一。其中一个典型的例子就是五行学说。根据五行学说，人体的五脏（心、肝、脾、肺、肾）与自然界的五行（火、木、土、金、水）相应，并保持着动态平衡。这种本体观认为人类和自然界是相互依存、相互影响的，通过调节和平衡五行之间的关系

16

来维护人体健康。在天人观方面，中医药提倡与自然界和谐共处，并将人体与大自然的变化联系起来。根据中医药的观点，人体在不同的季节中会有相应的变化，其养生方法也随之变化。例如，在夏季，中医药建议人们以清淡饮食和防暑降温的方法来应对炎热的气候，以保持身体的平衡和健康。这就是中医上说的四季养生理论。

（二）中医药文化各构成要素之间的关系

中医药物质文化、制度文化、精神文化作为中医药文化三个层面的文化构成要素，各要素有其各自的特质特性，各要素之间又是相互依存、相辅相成的。

中医药物质文化是中医药文化形成、创造的基础与前提；中医药制度文化是中医药文化形成、创造的协调与保证；中医药精神文化是中医药文化形成、创造的核心与根本。中医药物质文化是中医药文化的物质基础。中草药、制剂、药具等物质实体是中医药实践的重要组成部分。中医药物质文化通过药物的分类、配伍、制剂等形式，体现了中医药的疗效观念、药物运用原则和制剂技术等方面的文化特征。中医药物质文化的发展是中医药制度、精神文化发展的基础，对中医药制度文化、中医药精神文化的创造有着极大的推动作用。同时，中医药物质文化的发展也会反作用于中医药制度和精神文化。中医药物质文化一旦发展到一定的程度与水平，也必然会对中医药制度文化和中医药精神文化的变革提出要求。

中医药制度文化是中医药物质文化与中医药精神文化之间的中介环节，担任着中医药文化各个构成要素的桥梁与纽带。中医药制度文化是中医药文化的组织形式。中医药制度文化包括了中医药教育、临床实践、管理机构等方面的规范和制度安排。中医的传承与发展依赖于严格的教育和培训体系、明确的执业和管理机构等制度。从中医药制度文化本身的构成来看，一些协调人们医疗的关系和组织方式，越具体越易变动，越显活跃，越宏大越不易变动。

中医药精神文化则是中医药文化各构成要素中最核心也是最稳定、最不易变动的部分。中医药精神文化是中医药文化的核心价值观和思维方式。中医药精神包括了"以人为本""整体观念""平衡调理"等核心理念和价值观。中医药精神文化强调个体化的疾病观念和治疗方法，注重平衡和调节身体的整体功能，强调预防和健康的维护。中医药的精神文化贯穿于中医药的理论和实践，是中医药文化的重要内涵。所以考察中医药精神文化，不妨先考察其中医药精神产品中各种各样的观念形态，进而在观念形态背后寻求其较为统一或较为根本的中医药价值系统。中医药精神文化表面看起来很"虚"，但它却对中医药物质文化、中医药制度文化的发展和建设起着巨大的制约作用。在中医药文化创造与变革的大转折时期，中医药精神文化的建设甚至起着决定性的作用。

综上所述，中医药物质文化、制度文化和精神文化相互交织，相互渗透，共同构成了中医药文化的多维度体系。它们共同展现了中医药的特色和价值观，为中医药的传承和发展提供了重要的支撑。

第二节　中医药文化的特征、功能与传播价值

一、中医药文化的特性

中医药文化具有时代性。中医药文化不是一成不变的，随着时代的发展，中医药文化也在不断发展、更新。著名教育家蒋梦麟曾说过，文化"会生长、会发展；也会衰老、会死亡。文化如果能够不断吸收新的养分，经常保持新陈代谢的作用，则古旧的文化可以更新，即使衰老了，也可以

复兴"①。从这方面看，中医药文化的发展具有变动性，它是不断发展、更新的。

　　中医药文化有一个很突出的特点，就是流动性。文化不是一成不变的，文化变动发展的基础就是文化交流。所谓中医药文化的流动性是指中医药文化一旦产生，立即向外扩散，也就是人们常说的"中医药文化交流"。文化需要不断交流，才能吸取其他文化中的精华，中医药文化也是如此。中医药文化对日本、韩国医学产生了极大影响。早在隋朝的 608 年，日本推古天皇派遣倭汉直福因、惠日等来中国学医，于 623 年学成回国。惠日又于 630 年和 654 年两次来唐，将汉族医学传入日本。日本大宝元年（701）颁布的《大宝律令》中，医事制度、医学教育、医官设置均仿效唐制，对日本医药学的发展有一定推动作用。②此外，日本茶道也是中医药文化对日本文化影响的重要产物。茶叶东传日本可以上溯到日本奈良朝（710—784）、平安朝（794—1192）的遣唐使时代，然而饮茶习俗在日本的流行，得益于宋僧荣西（1141—1215）撰著的《吃茶养生记》（1211）。至 16 世纪，千利休（1522—1591）倡导佗茶（wabi-cha），日本独特的茶道文化开始成型。③中医药文化中的茶叶作为草药的一部分，在日本也发展成了重要的茶文化，并融入了日本人的生活习俗中。中医药的影响还可见于日本的饮食文化。日本人认为药膳的摄入对健康具有重要作用，如食用某些草药和药食同源的食材，以达到治疗或预防疾病的目的。此外，一些日本传统的料理，如味噌汤和温泉煮鸡蛋，也与中医药理论和原则密切相关。

---

① 转引自周鸿铎：《文化传播学通论》，中国纺织出版社，2005 年版，第 10 页。

② 廖育群：《中国古代科学技术史纲·医学卷》，辽宁教育出版社，1996 年版，第 334 页。

③ 顾雯、顾春芳：《陆羽及其〈茶经〉对日本的影响——以镰仓—室町时代为中心》，《第九届国际茶文化研讨会暨第三届崂山国际茶文化节论文集》，浙江古籍出版社，2006 年版，第 172 页。

除了日本，韩国也受到中医药文化的影响。韩国的传统医学，即韩医，融合了中医药的理论和方法，形成了独特的医学体系。韩医在韩国仍然发挥着重要的作用，为人们提供医疗和保健服务。在韩医中，使用煎煮中草药制作药材的方法得到重视，并且中草药的配伍和处理方法也受到中医药文化的指导。中医药文化在发展的过程中，不断与其他优秀文化交流，扩充自身的文化内涵。中医药文化是"天下为公"的，不择远近，不管肤色，传播扩散。

中医药文化还具有一定的稳定性，它不断地吸收新的养分，但所有新的养分都是形成自己体系的基础，不会因为吸收外来文化而动摇自身的内核。中医药文化中讲异病同治、同病异治，这是一种整体观念的体现。在中医药文化发展中，同样遵循整体观念，形成自身稳定的内核。第一，悠久的历史传承。中医药文化起源于古代中国，拥有几千年的历史传承。自古以来，中医药一直是中华民族重要的医学体系之一，经过世代医者的不断探索和实践，形成了系统完备的理论体系、疾病诊疗方法和药物应用。第二，经典文献的保留和传承是稳定性的基础。中医药文化的稳定性还得益于众多经典著作的保留和传承。例如，《黄帝内经》《神农本草经》等经典文献记录了丰富的医学理论和实践经验，被广泛传承和研究，保证了中医药文化的延续。第三，临床实践的验证和积累成就了中医药文化的稳定性。中医药文化相对稳定的一个重要原因是其临床实践的验证和积累。随着时间的推移，中医药的理论和疗效不断在临床实践中得到验证和积累，使得中医药文化能够持续发展和传承。第四，广泛的应用和认可。中医药文化在中国乃至全球范围内得到广泛的应用和认可。中医药已成为中国国民医疗保健体系的重要组成部分，并在一些国家和地区的医疗实践中得到应用，为人们的健康提供了有效的治疗和保健手段。

二、中医药文化的功能

一般来说,中医药文化在人类社会发展中的功能主要表现在五个方面。一是传播功能,即记录、存储、加工和传承中医药信息。随着全球化进程的加速,中医药文化逐渐被引入到其他国家和地区。例如,针灸、中草药和按摩等传统中医疗法在许多国家得到应用和推广,以提供综合的医疗服务。二是认知功能,即影响、制约人们的医疗活动。中医药强调人体的整体性,了解了中医的整体观念,我们能够更加注意人体各个系统之间的关系,更好地了解自身,并认识到生理、心理和社会因素对健康的影响。三是教化功能,即通过中医药文化环境改变人的思维方式、行为习惯、价值观念、审美趣味。中医药强调个体的自我调节和预防保健,中医强调"治未病",教导人们如何通过饮食、锻炼、心理调节等方法维护身心健康。这种养生理念可以教化人们更加注重个人健康和生活质量。四是协调功能,即调控社会医疗生活中人与人之间的社会关系。五是创新功能,即超越现实局限性,创造出新的医学观念和理想世界。在许多国家,中医药正在与现代医学相结合,以创新的方式提供综合的医疗服务。例如,中西医结合的诊疗模式,在特定疾病的治疗中取得了积极的效果。社会越发展,中医药文化在社会生活中的作用就表现得越明显。无论是广义的中医药文化还是狭义的中医药文化,其作用都是在一定的社会结构中释放。正如毛泽东所说:"一定的文化是一定社会的政治和经济的反映,又给予伟大影响和作用于一定社会的政治和经济。"①因此,明确中医药文化的概念,认识中医药文化的作用,不能脱离中国特色的现实社会形态与结构。

---

① 李官生、齐培根、刘建武:《邓小平与毛泽东思想的新发展》,中国国际广播出版社,1994 年版,第 269 页。

三、中医药文化传播的特征与传播价值

（一）中医药文化传播的特征

中医药文化传播的特征主要有五点。第一，社会性。传播是指两个相互独立的系统之间，利用一定的媒介和途径进行的有目的的信息传递活动。信息的发出者、接收者和中间的媒介都是必不可少的。社会性的特点还体现在中医药文化传播具有悠久的历史传承和文化积淀。中医药起源于古代中国，经过几千年的发展和演变，形成了独特的理论体系、诊断方法和治疗技术。这些历史传承和文化积淀，使中医药文化有着丰富的内容和价值。第二，目的性。中医药文化传播总是在一定的意识支配下的有目的、有指向的活动，这与动物本能性的机械生成传递有着本质的不同。传播中医药文化是希望接触到中医药文化的接受者，能够学习到中医药文化中的传统中医药知识、中医药文化的价值观念、思维模式等。第三，创造性。中医药理论涵盖了阴阳学说、五行学说、经络学说等多个方面，形成了以中医四诊为核心的诊疗方法。同时，中医药疗法丰富多样，包括中草药、针灸、推拿、气功等，形成了一套完整的医学体系。中医药文化传播创新、发展了这些中医药文化知识，包含着人类的智慧。传播行为本身就彰显着中医药文化的创新。第四，互动性。中医药文化传播是双向的，涉及文化的传播者和接受者双方，是信息共享和双向沟通与交流的过程。第五，永恒性。中医药文化传播生生不息，绵延不断，超时空、跨种族，贯穿于人类社会发展过程的始终，是恒久长存的人类活动。中医药文化传播需要结合现代科学和技术的创新。在传统的中医药理论和疗法基础上，通过现代科学研究的方法和技术，对中医药进行深入研究和验证，以提升中医药的临床效果和科学性。因此，中医药文化的传播应该是人类永恒的课题，是需要世界各国人民共同传承和发展的人类文明的瑰宝。

中医药文化传播还具有开放性、多元性与融合性等特征。中医药文化传播是一个开放的过程。其一，中医药的发展过程中，吸纳了蒙古族、满族、回族等少数民族医学的影响，接纳并融合了来自古印度、波斯、阿拉伯等外来的药物和治疗方法。这些外来文化的影响丰富了中医药的理论体系和疗效。其二，中医药在中国各地的传播和发展过程中，因地制宜地结合当地的自然条件、气候环境和民族风情，形成了各具特色的区域性医学体系，如浙江的针灸、广东的中药。随着中医药的传播，这些区域性特点逐渐扩散到其他国家和地区，形成更广泛的多元性表现。其三，随着全球化的进程，中医药与其他国家和地区的传统医学进行着合作和交流，相互借鉴、互相学习。例如，中医针灸在日本发展成为独立的医学体系，中药在东南亚国家被广泛应用。这种文化交流和互动丰富了中医药文化，并推动了中医药在全球范围内的传播和认可。

（二）中医药文化的传播形式

中医药文化传播是人类特有的行为，是一种复杂的社会现象。中医药文化传播不是一成不变的，在不同的历史阶段、社会状况下，因其传播内容与对象的差异性而呈现出不同的传播特点，表现出不同的传播方式。中医药文化作为一种优秀的中国传统文化，在现代社会依然免不了受到内部和外部的传承、传播压力。这主要是传播方式没有根据传播对象的改变以及传播内容的不同做出相应的改变。换句话说，传播方式的更新换代，对于中医药文化传播来说，既是机遇，也是挑战。

当代社会，中医药文化传播最重要的方式是通过大众传媒传播。一般而言，大众传播媒介可以分为印刷媒介和电子媒介两大类，其中印刷媒介包括书籍、杂志和报纸，电子媒介则包括广播、电影、电视以及网络。现代社会是一个数字媒体时代，中医药文化传播就其影响力而言，更多集中于电子媒介的传播。第一是影视媒介中的中医药文化传播，影视媒介是最为符合大众文化时代特征的传播媒介之一。近年来，通过收集名医、中草药、医学故事等产生了一大批以历代名医为主人公的影视作品，其中较为优秀的电影作品有《李时珍》（1956）、《华佗与曹操》（1983）、《刮痧》（2001）、《大明劫》（2013）等，电视剧作品有《大宅门》（2001）、《女医明妃传》（2016）等，纪录片有《本草中国》（2016）、《本草中华》（2017）等。第二是网络新媒体中的中医药文化传播。新媒体的兴起，如微信公众号、抖音、微博等网络平台能够快速传播中医药文化。第三是传统印刷媒介的传播，虽然没有新兴媒体的快速传播速度，但其传播的中医药文化知识往往更准确、更具有权威性，对于中医药文化传播的正确性是一个良好的补充。

其次，社会活动中的中医药文化传播。主要包括中医诊疗活动、讲座论坛、文化创意比赛、节庆民俗活动、旅游活动等。中医药诊疗过程本身就是一种很好的中医药文化传播，医生通过"望、闻、问、切"诊断治疗，并向患者传播中医药文化。这种传播方式针对性强、传播对象接受程度高、反馈及时、传播效果较好，随诊疗活动同步展开，不需要单独组织。讲座论坛也是重要的中医药文化传播社会活动。专业人士通过讲座论坛可以传播更为专业的中医药文化知识，近年来也涌现了《百家讲坛》《健康之路》等优秀作品。同时，中医药文化在现代社会中还与比赛、节庆活动、旅游等形式相结合，产生多元化的传播效益。

（三）中医药文化的传播价值

党和政府高度重视中医药工作，特别是党的十八大以来，以习近平同志为核心的党中央把中医药工作摆在更加突出的位置，中医药传承创新发展取得显著成绩。《中共中央 国务院关于促进中医药传承创新发展的意见》明确指出，实施中医药文化传播行动，把中医药文化贯穿国民教育始终，在中小学教育中进一步丰富中医药文化教育，使中医药成为群众促进健康的文化自觉。中医药文化的传播价值体现在个人、社会、国家的方方面面。中医药文化作为中国传统文化的重要组成部分，具有广泛的传播价值。第一，促进跨文化交流。中医药独特的理论、诊断、治疗方法和药物疗效，吸引了世界各地越来越多的人对中医药的学习和研究。通过传播中医药文化，不仅可以帮助人们了解中国传统医学的独特思想和理念，也有助于加深人们对中国文化的认识和理解。第二，促进文化遗产保护。中医药作为一种具有悠久历史的传统医学体系，包含了丰富的中草药知识和治疗方法。通过将中医药文化传播给更多的人群，可以增加对中草药资源的保护和合理使用，推动中医药的可持续发展。第三，提升国际影响力。中草药和中医理论已经应用于世界许多国家的医疗实践中，并取得了一定的疗效和成效，被越来越多的人认可和追捧。通过加强中医药文化的传播，可以增强中国在国际医学领域的话语权，提升中医药在全球医疗产业中的地位。第四，促进健康养生观念。中医药强调预防和调理，注重身心平衡，提倡个人责任感和自我健康管理。通过传播中医药文化，可以增强人们的健康意识，增加人们对健康生活方式的认识，推动人们更加注重健康养生。

　　总之，中医药文化的传播价值不仅在于促进文化的交流和理解，保护中国的文化遗产，提升中医药文化的国际影响力，还在于推广健康观念和生活方式。它不仅是中国传统文化的瑰宝，也是全人类共同的宝贵文化资源。通过加强中医药文化的传播，可以让更多的人受益于中医药的智慧和疗效，帮助人类健康和幸福地生活。

第二章　中医药文化影视传播论

众所周知，电影和电视是 20 世纪以来人类社会最重要的大众传播媒介之一，其重要性不言而喻，某种程度上"电影、电视等传播媒介已从根本上重塑了现代人的感觉系统"①。绵延千年，走入 21 世纪的中医药文化，要想在当代社会实现自身的有效传播、传承发展，无论如何不能忽视影视媒介的重大价值和作用。作为信息传播的渠道、桥梁和通道，传播媒介会对承载和传播的信息加以过滤、选择、包装乃至改写，因此中医药文化影视传播一定会涉及多个层面，因为影视媒介的媒介特性呈现出与其他媒介中的中医药文化传播不同的特性。本章将围绕中医药文化影视传播这一主题，从影视媒介的属性和传播特征入手，阐释中医药文化影视传播的方式、形态、内容以及特点。

第一节　中医药文化传播与影视媒介

一、文化传播与中医药文化传播

英国文化人类学家爱德华·泰勒在他的《原始文化》一书中，首次将

---

① 张凤阳：《现代性的谱系》，南京大学出版社，2004 年版，第 271 页。

"传播"一词与文化研究关联在一起，用"文化的传播"来指称文化的迁徙、传递、扩散、分布。随后，西方许多文化学者和社会学家开始普遍使用文化传播这一概念，并扩展到人文社会科学研究的许多领域。今天，人们普遍认为"文化传播是指人类文化的运动变迁过程，具体而言，它是指各类文化因素的传递、接受和相互交融活动的总称"①。那么据此可知，中医药文化传播就是构成中医药文化的各个要素从一个社会到另一个社会，从一个区域到另一个区域，从一个民族到另一个民族，从一个国家到另一个国家的传递、接受和相互交融活动的总称。因其科学与文化的二重属性，中医药文化传播是一个远比其他文化领域传播更为复杂的社会现象，在不同的历史时期，由于不同的传播内容和对象，有着不同的特点和表现形式。总体来看，中医药文化传播存在对内和对外两个层面，由政府组织、专业人士主导，全民参与，主要通过人际传播、群体传播、组织传播和大众传播等多重路径展开。

在影视媒介诞生之前，几千年来中医药文化传播主要依赖于以"师承制度"为核心的业内传播、以"治病救人"为核心的医疗服务传播、以"丝绸之路"为载体的商贸活动传播和以"民俗文化"为载体的民间传播。随着印刷术以及活字印刷术的发明，中医药文化传播开始具备借助印刷媒介面向大众传播的可能性，但真正推动中医药文化传播进入大众传播时代的，无疑是广播、电影、电视这些电子媒介的诞生。随着 1895 年电影的诞生和 1925 年第一台电视的发明，电影和电视这两种全新的传播媒介很快取代了书籍和报纸这种文字媒介，人类逐步建立起一种基于影像的前所未有的大众文化传播媒介。作为一种新兴媒介，电影和电视不仅融艺术、娱乐、商业和科技为一体，而且采用更符合现代大众观赏习惯的且更能满足其心

---

① 高洁、李琳：《信息传播学》，哈尔滨工程大学出版社，1997 年版，第 292 页。

理欲望的基于视听的表意系统，很快就成为当代社会最为强势的大众传播媒介，无怪乎美国学者丹尼尔·杰·切特罗姆感叹："电影的诞生标志着一个关键的文化转折点。"①

二、影视媒介的属性和传播特征

毫无疑问，影视媒介凭借其全方位的传播领域和全能的传播视点②，几乎给人类社会的各个领域都带来了颠覆性的改变。中医药文化传播在进入现代社会后，自然也要张开双臂欢迎影视媒介时代的到来。中医药文化影视传播，即以电影故事片、电视剧、影视纪录片、电视节目等具体的影视形态，通过影视媒介传播中医药文化的一种媒介传播活动及其结果。2021 年 7 月，国务院六部委联合发布的《中医药文化传播行动实施方案（2021—2025 年）》，明确要求"加强中医药题材文艺创作……创作一批承载中医药文化内涵的中医药题材纪录片、动漫、短视频等文艺作品，讲好中医药故事"。作为 20 世纪以来人类通过影像建立起来的一种全新的，也是最为重要的大众传播媒介，与传统媒介相比，影视媒介具有独一无二的媒介性质、传播特点。

（一）影视媒介的属性

第一，综合性。影视媒介的综合性首先体现在它是声画合一、视听融合的媒介。它既具有文字和音乐不具备的直观性和生动性，又具有绘画和雕塑不具备的运动性和连续性。其次，影视媒介的综合性体现在其媒介语

---

① [美] 丹尼尔·杰·切特罗姆：《传播媒介与美国人的思想——从莫尔斯到麦克卢汉》，曹静生、黄艾禾译，中国广播电视出版社，1991 年版，第 64 页。
② 贾磊磊：《影像的传播》，广西师范大学出版社，2005 年版，第 2—5 页。

言的综合性。影视艺术从绘画、照相、雕塑等造型艺术领域中借鉴了用光、色彩、景别等艺术语言要素，并对其加以综合，形成了自身独具特色的媒介语言。例如，电影画面从西方绘画中借用的"伦勃朗布光法"，以这种布光方法拍摄的人像酷似伦勃朗的人物肖像绘画，因而得名。同时，影视媒介从音乐等听觉媒介中借鉴综合了音乐和声音等语言手段，用来塑造人物、抒发情感。另外，文学、戏剧等叙事艺术为影视创作提供了故事来源，影视媒介从文学、戏剧中借鉴了叙事、抒情和塑造人物的种种技巧和手段，并加以综合，从而形成自身独具特色的媒介语言。据统计，我国每年改编自文学作品的影片占整个故事片产量的30%①，而著名学者、电影史研究专家李道新则认为"文学是电影最好的伴侣之一"②。最后，影视媒介的综合性体现在影视创作力量的综合基础上。与传统艺术的个体创作迥然，作为大众艺术和大众传播媒介，电影和电视的创作生产是综合了集体力量的结果。以现代影视的生产为例，它需要导演、编剧、表演、摄影、美术、剪辑、后期制作等7大岗位、200多个行业的共同参与。

第二，通俗性与娱乐性。影视媒介从属于大众传播媒介，而大众传播媒介与人类社会的大部分领域一样，受经济和商业驱动。格雷姆·伯顿在《媒体与社会：批判的视角》一书中指出，经济因素占据了媒体机构的主体，其中最重要的因素是无处不在的市场营销。利润率、竞争和其他一些市场的价值观成为媒介文本生产和"全球化"这类行为的驱动力。③丹尼斯·麦奎尔也指出："大众传播媒介的结构都反映了广告商的

---

① 程惠哲：《电影改编研究》，《文艺理论与批评》，2007 年第 3 期，第 126 页。
② 赵晖、李道新：《中国电影的文学性要走向何方（上）》，《电影》，2006 年第 2 期，第 28 页。
③ ［英］格雷姆·伯顿：《媒体与社会：批判的视角》，史安斌主译，清华大学出版社，2007 年版。

利益。"①同时，影视媒介诞生于资本主义工业时代，与生俱来的商品属性也决定了其生产、传播、消费的各个环节都必须遵从市场规则和逻辑。任何一部电影故事片、一部电视剧、一档电视节目的出现，都是既受艺术规律支配的创作又受商业规律支配的生产的辩证统一。影视媒介的商品价值源自其传播承载的文化信息的商品化，其必须进入电影、电视市场，经过消费，获取高额的票房回报或高收视率、高点击量才能收回成本乃至盈利，继而扩大再生产。为了实现这一目标，影视媒介必须立足于通俗性和娱乐性。如若忽视这一点，片面强调影视媒介的认知性、教育性，不但传播效果会大打折扣，其信息本身负载的文化内涵、教育意义也不会充分实现。正因如此，中国影视长期以来有坚持"三性统一"的提法，"三性"即思想性、艺术性、观赏性，其中观赏性主要指的就是通俗性和娱乐性。

作为大众传播媒介，影视媒介最显著的特征之一就是通俗性和娱乐性，绝大多数的受众主要是以娱乐为首要目的来接受媒介信息的。传统媒介都具有一定的娱乐属性，而建立在现代科技基础之上的影视媒介的出现和发展更是将这一属性和功能彻底放大并推向高潮。影视媒介的娱乐性主要体现之一是情境的虚拟性。影视媒介运用影像技术在银幕和荧屏上创作出了一个极具现实感的虚拟世界，让观众以一种安全的方式领略到现实生活中很难看到的或根本无法看到的虚拟影像。这种因心理满足而带来的娱乐性是影视媒介重要的商品价值之一。例如，系列电影《侏罗纪公园》《侏罗纪世界》利用计算机辅助成像技术，在银幕上逼真地再现了早已灭绝的恐龙，受到全世界几代影迷的热捧，赚取了高额票房。另外，影视媒介的娱乐性还在于其心理补偿或宣泄的作用。精神分析理论创始者弗洛伊德的学

---

① [英] 丹尼斯·麦奎尔：《麦奎尔大众传播理论》，崔保国、李琨译，清华大学出版社，2006年版，第216页。

生荣格认为"梦补偿了清醒意识下各种冲突的需求"①，也就是说梦境帮助人们变相"实现"了现实中无法实现的隐秘欲望。电影精神分析符号学认为，观影主体与做梦主体类似，电影与梦境类似。②美国哲学家、美学家苏珊·朗格亦认为"电影与梦境有某种联系……电影与梦境具有相同的方式"③。因此，电影也具备类似于梦境那样的心理补偿制度，观众通过观影可以释放心中压抑的情感和欲望，从而获得快感。总之，电影、电视能够给观众带来一个日常生活中所无法接触到的"全新的世界"，体验日常生活中所无法体验到的惊险、刺激并以此满足观众的娱乐需求。当然，在承认影视媒介娱乐属性的同时，也必须看到其娱乐属性的负面作用。21世纪以来，我国电视节目一度出现过度娱乐化的不良倾向，影视媒介的过度娱乐化会导致作品出现忽视文化属性、背离正确的价值观念和价值取向、脱离生活实际、迎合低级趣味以及同质化程度严重等不良现象。对此，理论界的有识之士曾借用美国媒体文化研究者尼尔·波兹曼出版于1985年的著作《娱乐至死》中的核心观点④，希望能够引起业内业外对此问题足够的重视。2017年8月，国家新闻出版广电总局印发了《关于把电视上星综合频道办成讲导向、有文化的传播平台的通知》（以下简称《通知》），从办台方向、标准、定位、管理职责到具体节目的调控等七大方面对各卫视频道进行了严格的规范，有媒体将《通知》称为"最强限娱令"。这表明

---

① 转引自［英］大卫·丰塔纳：《梦境密语：1000种梦的解析》，中国友谊出版社，2022年版，第10页。

② 李恒基、杨远婴：《外国电影理论文选》，生活·读书·新知三联书店，2006年版，第524页。

③ 转引自彭吉象：《影视美学》，北京大学出版社，2002年版，第336页。

④ 《娱乐至死》的主要内容在于用事实论述：通过电视和网络媒介，娱乐得以达到至死的目的；一切都以娱乐的方式呈现；人类心甘情愿成为娱乐的附庸，最终成为娱乐至死的物种。详见［美］尼尔·波兹曼：《娱乐至死》，章艳译，中信出版社，2015年版。

主管部门从国家层面对这一不良倾向的管理和干预。

第三，宣传性与教化性。众所周知，任何传播媒介都天然地带有意识形态属性。"在法兰克福学派看来，大众传播媒介的意识形态本质上一方面体现在他作为'话筒'来传达统治阶级的意志，对大众进行思想灌输；另一方面还体现在，大众传播作为一种技术手段，其本身便是意识形态。"[①]在所有大众传播媒介中，电影、电视毫无疑问是具备最强的意识形态的国家机器职能。无怪乎列宁曾指出："对于我们来说，所有艺术中最重要的是电影。"[②]在我国，影视媒介的意识形态属性主要体现为对受众的宣传性和教化性。中国电影继承了中国文学艺术"文以载道"的浓厚的人文传统，几乎自诞生之日起"就一直作为拯救民众、启发民智，改良社会的工具而存在，电影的宣传教化功能也一直是中国电影的主题追求"[③]。20世纪30年代的上海左翼电影，以现实主义美学为基础，关注劳苦大众，为中国革命斗争的胜利做出了不可磨灭的贡献，其中《渔光曲》《一江春水向东流》《乌鸦与麻雀》《马路天使》等影片都是杰出代表。改革开放以来，我国的影视创作特别是主旋律影视创作曾一度因没能正确处理宣传教化性与通俗娱乐性的辩证统一而陷入低谷。21世纪以来，肩负意识形态宣教职能的中国"新主流电影"[④]开拓出了一条意识形态宣传与商业类型化相结合的新

---

① 汪振城：《当代西方电视批评理论》，中国广播电视出版社，2007年版，第199页。

② 列宁：《列宁全集》第2版第42卷，人民出版社，1987年版，第594页。

③ 蹇河沿：《中国电影观念史》，云南大学出版社，2010年版，第194页。

④ 关于新主流电影，陈旭光在《中国新主流电影大片：阐释与建构》一文中指出，新主流电影由两个序列构成：一种是"由内到外"，即主旋律电影的商业大片化，如《建国大业》《建党伟业》《建军大业》等影片；另一种是"由外到内"，即商业电影大片的主流化，如《十月围城》《智取威虎山》《湄公河行动》《战狼》系列等。详见陈旭光：《中国新主流电影大片：阐释与建构》，《艺术百家》，2017年第5期，第13—21页。

思路，无论是《建国大业》《建党伟业》《建军大业》这类重大革命历史题材影片，还是《智取威虎山》《十月围城》《湄公河行动》《红海行动》等动作战争片，都在银幕上建构了不同于以往的新型国家形象，同时借助于知名演员和类型元素手段，也都获取了高额票房，真正实现了意识形态属性与商品娱乐属性的高度统一。近年来在电视剧领域，《山海情》《大江大河》《装台》等优秀作品也走出了一条不同于以往的现实主义题材作品的新道路，它们或是依靠传奇化叙事，或是凭借高人气明星，在取得高收视率和高关注度的同时，也很好地完成了宣传脱贫攻坚、改革开放建设成绩等意识形态职能和任务。

（二）影视媒介的传播特征

第一，传播手段的技术性。任何艺术和媒介的发展都离不开科学技术的支持，但是与其他传统艺术和媒介相比，影视媒介与科学技术的关系显然更加紧密。以电影为例，作为传播媒介，其传播工具经历了从黑白到彩色，从无声到有声，从平面到立体的变化发展过程。科学技术的进步不断丰富着电影媒介的表现力和创造性，进而依靠这种不断发展的媒介力量深刻地改变和书写着人类的历史，使人类走出绵延千年的文字阅读时代而跨进一个崭新的影像时代。就电视而言，今天通过国际通信卫星和 5G 网络通讯技术，发生在全世界任何角落的事件、体育比赛、演唱会几乎都可以同步直播，传播到千家万户。

第二，传播对象，即受众的大众性。影视媒介采用直接诉诸受众视觉和听觉的视听结合的媒介语言符号系统，符合现代受众的欣赏习惯。这种媒介语言符号系统所带来的直观性和生动性是其他传播媒介无法企及的，任何年龄、阶层、教育背景的人都能够成为其受众。另外，这种直观和生动的媒介语言还拥有跨文化、跨地域传播的能力。以往存在于文献典籍中的中医药文化信息在影视媒介的加持下被转换为具体可视可听的、生动逼真的画面影像，大大降低了受众接受的门槛和壁垒。当代受众是名副其实的"影像的一代"，在他们的成长过程和日常生活中，对影视媒介的依赖程度非常高，他们的价值观念和价值取向都深受影视媒介的影响。正因意识到影视媒介强大的受众影响力，当代美国学者丹尼尔·贝尔坦言："当代文化正在变成一种视觉文化。"①例如，在影视媒介诞生前，百老汇歌舞剧表演因其媒介局限仅能在少数人群中传播，而电影诞生后，特别是音乐歌舞片出现后，借助于影视媒介机械复制的特性，原汁原味的百老汇歌舞表演可以通过银幕被全世界观众看到。

第三，传播内容的生动性、可拆解组合性。电影、电视集视听于一体，利用视觉暂留原理和似动现象在二维的银幕和荧屏上营造出三维立体世界的幻像，塑造出极其逼肖于现实世界的影像世界。相较于印刷媒介文字符号的抽象性，影视媒介的视听语言符号能够直接作用于人的视觉听觉感官，使大众通过逼真的影像、声音获取信息，这种生动性、直观性是以往任何媒介都无法实现的。影视媒介传播内容的可拆解组合性源于影视媒介所具有的综合艺术属性，这就使得影视作品中的故事、角色、音乐甚至服装、道具等要素都具备了独立传播的可能，能够在作品播出、上映前后被拆解、重组后单独传播。影视原声音乐就是一个典型的例子，当今有影响力的影视作品大都会选择单独出版影视原声（包括配乐和歌曲）音像制品，而影视音像制品的传播又能反过来带动影视作品的二次传播。正如音乐家杜那耶夫斯基所言："电影这一伟大的大众化的艺术，不仅和歌曲并肩前行，还产生了歌曲，传播了歌曲。"②据不完全统计，2021 年播出的影视作品，累

---

① ［美］丹尼尔·贝尔：《资本主义的文化矛盾》，生活·读书·新知三联书店，1989 年版，第 157 页。
② 转引自李多钰：《中国电影百年（1905—1979）》（上编），中国广播电视出版社，2005 年版，第 79 页。

计在音乐平台发布原声音乐 5837 首（含歌曲和配乐），整体播放量达到 65.5 亿次。另一个典型例子是影视周边产品，包括玩具、手办、服装等。如电影《流浪地球 1》，据统计其影视周边产品包括马克杯、磁贴、口罩、帆布袋、钥匙扣、拼装积木等，正版授权收入接近十亿元。由此可见，影视传播的效果不仅在于票房数字、收视率和点击量，更包括这些影视周边产品在社会中的扩散和传播，两者相辅相成，相互促进。

第四，传播方式的情感性与易接受性。与报纸、广播等新闻传媒的相对理性客观和"以事实说话"不同，电影故事片和电视剧传播的艺术信息带有强烈的感情色彩。可感可知的画面以蒙太奇的手段被组织成一个艺术整体，从而激发观众强烈的情感介入，观众的情绪被紧张刺激的情节所牵引，观众的感情被人物命运的起落所牵绊，甚至为之落泪，进而与之共情。另外，影视媒介较为隐蔽的宣传教化机制使其传播方式非常隐蔽，相较于印刷媒介等传统媒介而言，更易为受众所接受。影视媒介主要通过影视作品中具体的画面和声音对观众施加意识形态、思想观念方面的影响，把理念思想、价值观念、文化信息包裹在引人入胜的故事情节、生动鲜活的人物形象和尖锐激烈的矛盾冲突之中，使大众在进行影视欣赏，获得审美享受的同时，能够潜移默化地接受影视作品中的理论和观念。能使观众快乐地接受"意义"才是影视艺术传播的真谛。[1]例如，2018 年的动作战争大片《红海行动》，用动作、战争、异域风情等充满商业属性的类型元素，包裹着爱国主义的宏大主题，影片"用画面和声音传递的真实力量打动观众……更充分显现了我国军人强大的作战能力，永不屈服的意志力和对国家与人民的忠诚守卫"[2]。影片票房最终达 36.5 亿元，充分说明了观众对它的认可和接受。

---

[1] 潘源：《影视艺术传播学》，中国电影出版社，2009 年版，第 222 页。

[2] 丁亚平：《中国电影史》（下册），中国书籍出版社，2022 年版，第 739 页。

综合上述，由影视媒介的性质和传播特点可以发现，影视媒介毫无疑问是当代社会最适合传播中医药文化的媒介之一。

三、影视媒介的局限性

在看到影视媒介传播多种优势方面的同时，亦必须看到影视媒介也天然地存在其自身无法克服的一些局限性。

第一，传播手段和过程的技术复杂性。前文已述，传播手段的技术性是影视媒介相较于其他传统传播媒介最突出的传播特征之一。某种程度上，正是这种技术性造就了影视媒介长期以来的媒介霸主地位。但反过来，与科学技术相伴而生，相伴而行，对科学技术的过度依赖导致的传播手段和过程的复杂性、高门槛性也成为影视媒介的一大局限。在影视媒介诞生前，语言是人际传播的重要媒介和手段[1]，印刷媒介出现后，传递信息主要依赖文字符号和图像。对于传播者而言，语言和文字作为传播媒介的学习成本要显著低于影视媒介的学习成本，这主要归咎于影视媒介的技术性。此外，对于传播对象而言，只要具备基本的文化水平，都能够随时随地自由地接受报刊、书籍传播的文字信息。但对于影视传播的传播对象而言，必须利用特定的设备（如电视机），在特定的场所（如电影院）才能完成传播活动。简言之，影视媒介的技术复杂性导致了其传播活动的开展远不及文字媒介便捷、随意，这会给影视传播造成一定的障碍。

第二，线性传播的制约。一个生活中的例子能够很好地说明影视媒介线性传播的特点对其传播活动的制约。当你因为某种原因迟到，错过了影片的前 15 分钟时，你无法要求影院从头开始放映。同理，当你错过了足球比赛电视直播的前 15 分钟，你也无法要求比赛从头开始播放。这

---

[1] 薛可、余明阳：《人际传播学》，上海人民出版社，2012 年版，第 344 页。

都是由影视媒介的线性传播特点导致的。同样的问题对于图书报刊等印刷媒介而言，全都不是问题，读者可以任意选择阅读一本书的任何一页。当然，今天网络电视的回放功能在某种程度上可以解决这个问题，但大多数回放都必须等到直播结束之后才能进行。观众仍然无法像阅读那样具有完全的自主性。

第三，视听的弊端。前文已述，影视媒介采用直接诉诸受众视觉和听觉的视听结合的媒介语言符号系统，即视听语言传递信息，其优点在于生动性、直观性、大众性。但与其优点相伴而生的缺点也十分明显。早在 20 世纪 60 年代，麦克卢汉、尼尔·波兹曼、梅罗维茨等西方媒介生态学者就认为，影视媒介的视听本性带来的感官刺激和碎片化信息会破坏印刷媒介时代人类形成的逻辑思考能力和理性精神。尼尔·波兹曼更是直率地指出："在电视上首先进入受众脑海的是一张张图像，而至于他们说什么，你可能一无所知。这就是思维方法在以文字为中心的文化和以图像为中心的文化中的不同体现。"①因此，影视媒介视听本质的最大弊端就在于尼尔·波兹曼担忧的当代文化会因为影视媒介的强势正变成一种"娱乐至死"的文化。居伊·德波也认为，影视媒介以展示"景观"为目的，"景观是一种更深层的无形控制，它消解了主体的反抗和批判性否定，在景观的迷人之中，人只能单向度的默认"。②

第四，难以处理抽象理性的题材。与印刷文字媒介擅长表达抽象理性的思辨、观念截然不同，以影像视听为基础的影视媒介直接诉诸受众的感官，而且线性的、连续不断的、转瞬即逝的画面声音也无法给观众提供足够的思考时间。因此，面对理论性较强的内容和题材，影视媒介是很难充分传播的。

---

① ［美］尼尔·波兹曼：《娱乐至死》，广西师范大学出版社，2009 年版，第 80 页。
② ［法］居伊·德波：《景观社会》，王昭风译，南京大学出版社，2006 年版，第 14 页。

综上，可以发现影视媒介在当代社会的信息传播中有其优势和特点，同时也存在一些缺陷和不足。因此，面对中医药文化这一传播内容，影视媒介一定要扬长避短、趋利避害，才能充分实现其传播功能和效果。

第二节　中医药文化影视传播的方式与形态

一、中医药文化影视传播的方式

作为一个复杂的社会现象，文化传播在不同的历史阶段、社会状况下，因其传播内容与对象的差异性而呈现出不同的传播特点，表现出不同的传播方式。诚然，包括中医药文化在内的中华优秀传统文化在当代社会均不同程度地面临传承发展的压力和窘境。但需要厘清的是，这些压力和窘境并非是中华优秀传统文化本身导致的，主要是传播方式上未能根据传播对象和传播内容的变化而与时俱进，除旧布新。传播方式的迭代和流行文化的强势普及，一方面使中医药文化的发展受到一定冲击，另一方面也为中医药文化传播方式的创新提供了更多的机遇和载体。一般而言，大众传播媒介可以分为印刷媒介和电子媒介两大类，其中印刷媒介包括书籍、杂志报刊和宣传单页，电子媒介则包括广播、电影、电视以及网络。中医药文化影视传播的方式从传统上来说主要依赖影视媒介，但随着互联网的普及以及移动互联网时代的到来，出现了以音视频为传播形式，基于互联网的网络新媒体。虽然其基于网络媒介，但其主要形态与影视媒介较为相似①，

---

① 例如，网络短视频除了时长较短以外，其在叙事、视听语言等方面和电影故事片、电视剧的共性要远远大于差异性。

因此在这部分也将其看作是中医药文化影视传播的方式之一。

（一）影视媒介中的中医药文化传播

利用影视媒介进行中医药文化传播，就是将中医药文化的相关信息改编、转换为影视作品和电视节目进而通过影视媒介进行传播的一种活动及其结果。近年来，诗词文化、历史文化、武术文化等这些中华优秀传统文化的重要组成部分均能借助影视媒介实现其成功传播，受到观众的追捧和喜爱，这说明传统文化本身并不缺乏群众基础，关键还在于传播媒介和表现形式能否与时俱进地实现创新发展。在当代社会诸多大众传播媒介中，影视媒介无疑是最符合大众文化时代特征的传播媒介之一。自 1895 年诞生以来，电影（包括后来出现的电视剧）迅速成为人类最重要的传播媒介之一。因此，中医药文化应该也必须与影视媒介相结合，通过影视媒介，实现其自身的传播诉求并能更好地传承发展。中华人民共和国成立以来，中医药文化和其他中华优秀传统文化一样，迅速成为影视创作重要的题材来源，产生了一大批以历代名医为主人公的影视作品，其中较为优秀的电影作品有《李时珍》（1956）、《华佗与曹操》（1983）、《刮痧》（2001）、《大明劫》（2013）等，电视剧作品有《大宅门》（2001）、《女医明妃传》（2016）等，纪录片有《本草中国》（2016）、《本草中华》（2017）等，它们均是中医药文化借助影视媒介传播的成功案例。

影视媒介中的中医药文化传播，其传播主体是与影视内容相关的生产者和传播者，包括影视制作机构、中医药文化研究单位、相关领域专家学者和从事中医药文化传播的专业媒介组织。在上述传播主体中，拥有影视节目制作能力和播出平台的相关影视制作机构处于核心地位，他们具有鲜明的商业属性，其生产制作往往以商业利益为首要考量。在影视节目的生产制作中，虽然其他主体因其学术地位的权威性也会参与进来，但往往受到投资方、制作机构的干预，出于商业利益而影响作品的中医药文化含量和价值，进而影响到中医药文化的传播效果。因此，传播主体自身目标、取向的不同，往往会对传播效果产生较为直接和深刻的影响。

根据学者霍尔的"编码解码"理论①，借助影视媒介传播时，中医药文化信息势必要遵循影视媒介的语言规则并被其改造，而这一语言规则的基础是影视媒介的特征——视听性、叙事性和大众性。因此，中医药文化影视传播的传播内容，必须符合影视媒介的媒介特征。前文所列优秀中医药文化题材影视作品大都选择文献典籍中的医家传记为传播内容，以"医人医事"为基本模式，通过讲述医事，塑造医人形象，从而弘扬传播中医药文化。例如，21世纪初广受观众欢迎的电视剧《大宅门》，以老字号同仁堂的兴衰作为故事主线，中医药不但是人物的职业，而且是不可替代的故事背景，"医人医事"成为全剧核心。这样一来，此剧在以时代变迁、家族兴衰、儿女情长吸引观众的同时，使观众在潜移默化中自觉接受了中医药文化的洗礼和熏陶，从而使他们认同中医药事业从古至今对维系国人的生命健康所起到的重大作用。

（二）网络新媒介中的中医药文化影视传播

近年来，随着网络新媒体的发展，移动互联网的用户日益增加，这一现状给中医药文化的影视传播提供了新的契机。具体而言，以下几个方面均值得中医药文化影视传播者加以注意。

网络新媒体平台飞速发展。据2024年3月中国互联网络信息中心（CNNIC）发布的第53次《中国互联网络发展状况统计报告》显示，截至2023年12月，我国网民规模达10.92亿人。这其中，我国网络视频用户规模达10.67亿人，占网民整体的97.7%。新入网的2480万网民中，37.8%

---

① ［英］斯图亚特·霍尔：《编码，解码》，转引自罗钢、刘象愚：《文化研究读本》，中国社会科学出版社，2000年版。

的人第一次上网时使用的是网络视频应用。①与之同期出现的，一方面，以"爱奇艺、优酷、腾讯"为代表的各大网络媒体平台在青少年群体中已经成为其观看电影、电视剧、综艺节目的主要媒介渠道。另一方面，以"抖音""快手"为代表的短视频平台，以及微信公众号、网络直播平台、微博等，已经成为当下较受网民喜爱的网络自媒体平台。这充分说明，当前基于移动互联网的新媒体传播平台和网络自媒体平台的重要性，在某种程度上已经超越传统影视媒介，必须得到充分的重视。中医药文化传播也应与时俱进，充分利用这些新兴网络大众传播媒介，但同时亦必须清醒地看到，网络自媒体中的中医药文化传播行为，大都存在较强的商业目的，往往以中医药文化传播之名行带货、卖货之实。

　　短视频，即短片视频，通常是指以"秒"为单位，时长上相对较短（5分钟以内为主）、制作上低门槛化、内容上碎片化、社交性突出的一种新型视频形态②，一般主要在互联网新媒体平台上传播。由此定义可知，虽然短视频基于互联网平台传播，但其本质仍属于视频，与电影故事片、电视剧极为相似。同理，电影故事片、电视剧亦能够借助网络平台进行传播。随着移动网络终端普及和网络的提速，短平快的大流量传播内容逐渐获得各大平台、粉丝和资本的青睐。据《中国短视频发展研究报告（2023）》称，我国短视频用户规模从 2018 年 12 月的 6.48 亿增长至 2023 年 6 月的10.26 亿，再创历史新高；用户使用率从 78.2% 增长至 95.2%，短视频成为全民应用。③不同于电影和微电影，短视频制作具有生产流程简单、制作门槛低、参与性强等特点，又比网络直播更具有传播价值，超短的制作周期和趣味化的内容对短视频制作团队的文案以及策划功底有着一

① 引自人民日报：《第 53 次〈中国互联网络发展状况统计报告〉发布互联网激发经济社会向"新"力（大数据观察）》。

② 宫承波：《新媒体概论》，中国广播影视出版社，2021 年版，第 212 页。

③ 引自国家广电智库：《2023 短视频发展报告发布：揭示五大新动向》。

定的挑战，优秀的短视频制作团队通常依托于成熟运营的自媒体或 IP（Intellectual Property，知识产权），除了高频稳定的内容输出外，也有着相对固定的"粉丝"。目前，抖音、快手是较受大众欢迎的两大短视频平台。据不完全统计，抖音平台现有粉丝超过万人的中医药文化主题相关用户超过 50 个，其中用户"中医药文化"拥有"粉丝"5.9 万人，用户"中医药文化传承"拥有"粉丝"9.1 万人，用户"识百草（中医药文化）"拥有粉丝 9.0 万人。快手平台现有粉丝超过万人的中医药文化主题相关用户 40 余个，其中"李氏传承中医药文化""中医药文化交流"等用户"粉丝"量均超过 30 万。从传播主体而言，与中医药文化相关的短视频用户大多具有非官方身份，以发布中医药文化主题的短视频、网络直播为手段，以商业带货，售卖中医药服务、产品为最终目的。从传播内容来看，网络短视频主要以科普讲座的形式，传播通俗易懂的中医药文化知识，形式较为单一，尚未能充分挖掘网络视频的全部潜力。

近年来，在短视频网络媒体平台受到网民追捧和喜爱的同时，以喜马拉雅、企鹅 FM、荔枝 FM、蜻蜓 FM 为代表的音频网络媒体平台也如雨后春笋般蓬勃发展。尽管以音频为媒介的信息传播方式不如视频具有直观性和形象性，但能够满足受众在健身、跑步、驾车等情况下使用的需求，同时可以避免长时间观看视频对视力造成的伤害，因此越来越受到都市白领、青年学生、中老年等群体的喜爱，成为他们利用碎片时间获取信息、学习娱乐的重要方式。另外，相对于短视频而言，音频作品的录制更为简单，门槛更低，能够促使更多中医药文化专家便捷地利用其传播中医药文化知识。以最受大众欢迎的音频平台喜马拉雅为例，头部用户"郭生白中医药文化传播"拥有粉丝 1.4 万人，潘毅的《中医药文化必修课》系列音频节目播放总量超过 1700 万次，订阅用户数量超过 1 万人，其他如刘力红《中医药文化 30 讲》《中医养生文化》《中医那些人、那些事》等节目也都拥有超过 10 万的播放量。这些数据使音频分享 App 成为中医药文化网络传播不可忽视的重要力量。

　　微信是 2011 年出现的一种基于移动互联网的社交媒体工具。当前，微信全球用户已超过 13 亿[①]，覆盖 200 多个国家和地区，其传播效果较传统媒体更精准、质量更高。作为移动终端社交工具，整体而言，微信用户的忠诚度普遍较高。因此，通过微信公众号开展中医药文化传播，可以迅速提升受众关注度，能够快速传播相关信息，提供个性化推送服务并及时掌握受众反馈。中医药文化与微信公众号的有机结合势必加速其在全国乃至全世界范围内的传播。从传播主体的角度来看，目前中医药文化相关微信公众号有：各省中医药管理部门开设的政务微信公众号、全国各大中医医院开设的微信服务号和订阅号、全国各中医药高校开设的微信公众号、全国知名中药企业开设的微信公众号以及全国各大中医药自媒体公众号，共五大类型。中国中医药报社有限公司舆情监测研究中心携手全国中医药新媒体联盟，通过新媒体指数平台，每周定期发布这五类微信公众号的流量排行榜，每期排名前列的官方微信公众号推送文章均能达到 10 万至 20 万的阅读量。从传播内容的角度来看，微信公众号平台能够以文字、图片、视频、音频等形式来传播中医药文化。总体来说，具有中医药官方背景的微信公众号发布的中医药文化信息一般较为科学、严谨，而自媒体微信公众号在这一方面则稍显混乱，亟待监督引导。

二、中医药文化影视传播的形态

　　影视媒介主要是通过具体的影视作品向受众传播信息，而这些影视作品又可以根据各自不同的特点划分出几种主要的形态，如电影故事片、电视剧、纪录片以及电视节目。中医药文化影视传播正是依靠这些

---

① 引自中关村在线：《微信用户超 13 亿 腾讯发布 2023 年第二季度报告》。

具体的影视形态，借助于影视媒介被呈现在观众面前。下面将对此做简要介绍。

第一，电影故事片。作为当前电影创作生产中占比最高的形态，电影故事片是相对于电影纪录片、新闻片、科教片等片种而言的。根据权威工具书《电影艺术词典》的阐释，电影故事片是由职业或非职业演员扮演、具有一定情节的影片，并以其反映复杂多样的人类社会生活和人的内心世界而显得丰富多彩。①国家电影局公布的 2023 年中国电影行业指标显示，2023 年我国共生产电影 971 部，其中电影故事片 792 部，②占比超过 82%。因此，电影故事片是电影媒介传播中医药文化最重要的作品形态。早在中华人民共和国成立不久的 1956 年，由"电影皇帝"赵丹主演，著名导演沈浮执导的经典电影故事片《李时珍》，就为中医药文化传播树立了电影领域的典范。此后，无论是 20 世纪 80 年代的《华佗与曹操》《神医扁鹊》，还是 21 世纪以来的《刮痧》《大明劫》，都堪称中医药文化题材优秀电影故事片。但总体来看，相较于其他题材而言，中医药文化题材电影故事片在数量上是偏少的。

第二，电视剧。就电视剧在我国的生产创作实践和理论发展历程来看，它是一个远比电影故事片复杂得多的概念。从命名方式来看，电视剧就是"电视＋戏剧"，因此有学者认为电视剧就是"以电视的方式创作的戏剧作品"③。《中国大百科全书·戏剧卷》指出："电视剧是随着电视广播事业的诞生而不断发展起来的一种专为在电视机荧屏上播映，并兼容电影、戏剧、文学、音乐、舞蹈、绘画、造型艺术等多种艺术要素的具有很强综合

---

① 许南明、富澜、崔君衍：《电影艺术词典》，中国电影出版社，2005 年版，第 67 页。
② 刘阳、任姗姗：《2023 年电影总票房 549.15 亿元 国产影片票房 460.05 亿元，占比83.77%》，《人民日报（海外版）》，2024 年 1 月 3 日，第 2 版。
③ 周文：《电视艺术概论》，中国传媒大学出版社，2017 年版，第 33 页。

性的艺术演剧形式。"①电视剧与电影故事片在艺术创作手段和技巧上有很强的相似性，二者的差异主要体现在两方面：其一是媒介差异导致的传播方式差异，电视剧以家庭收看为主，随意性强，而电影则以影院观影为主，具有一定的强制约束性；其二是篇幅体量的差异，长篇电视剧几十集的体量相比电影故事片 2 小时左右的片长，在叙事上可以充分地展开。从某种程度而言，几乎所有古装历史题材电视剧以及一些现实题材电视剧都或多或少地含有中医药文化的元素，潜移默化地向国人传播中医药文化知识。21 世纪以来，《大宅门》《老中医》《女医明妃传》等多部长篇电视剧均以中医药文化作为故事背景、主人公的职业或影片主题，在掀起收视热潮的同时，也掀起了一股中医药文化的热潮。

第三，纪录片。纪录片是一种与故事片相对立的片种，其产生可以追溯到电影的诞生。根据聂欣如在《纪录片概论》的定义："纪录片以纪实为基本美学特征，是一种非虚构的、叙事的影片样式。它兼有认知和娱乐的功能，并以之区别于以认知为主的文献档案影片和以娱乐为主的艺术、剧情影片。"②根据传播媒介的不同，纪录片又可分为电影纪录片和电视纪录片。长期以来，我国中医药文化题材纪录片主要以电视纪录片为主，因此本专著所谈的中医药文化题材纪录片特指中医药文化题材电视纪录片。2003 年的《黄帝内经》、2016 年的《本草中国》、2017 年的《本草中华》都是其中的优秀代表。

第四，电视节目。"电视节目是电视台各种播出内容的最终组织形式和播出形式，它是电视传播的基本单位"③，后来又称"电视栏目"，按照我国一般惯例可以分成新闻类节目、娱乐类节目、教育类节目以及服务类

---

① 中国大百科全书出版社编辑部：《中国大百科全书·戏剧卷》，中国大百科全书出版社，1992 年版，第 103 页。
② 聂欣如：《纪录片概论》，复旦大学出版社，2010 年版，第 200 页。
③ 石长顺：《电视栏目解析》，武汉大学出版社，2008 年版，第 3 页。

节目四个大类。①中医药文化影视传播四类作品形态中数量最庞大、类型最多样、情况最复杂的就是中医药文化主题电视节目，例如，以中央广播电视总台《健康之路》《中华医药》《有医说医》等栏目为代表的谈话服务类节目、以中央广播电视总台《中国中医药大会》为代表的文化教育类节目以及我国各省级卫视、地面频道制作播出的种类繁多的中医药文化、健康文化类电视栏目。

目前，整体而言，中医药文化影视传播的四种主要形态呈现出极不平衡的发展状态。中医药文化类电视节目因常与电视购物相结合，具备较强的"带货""变现"能力，加之又能够符合大多数对健康有迫切需要且对智能手机和网络有使用障碍的中老年群体的习惯，因而呈现出井喷甚至是失控、失序的态势。相反，电影故事片特别是以院线上映为目标的电影故事片，由于投资相对巨大、市场回报压力大而更倾向于娱乐性更强的题材，因此中医药文化题材常常遭到忽视，导致作品偏少。电视剧和电视纪录片领域则由于国家政策的引导，在 21 世纪以来，尤其是 2010 年以来出现了多部优秀作品。

第三节　中医药文化影视传播的内容与特性

一、中医药文化影视传播的内容

传播内容是信息传播活动的重要因素之一。能否针对不同的传播媒介、

---

① 田维钢、马铨：《电视编导理论与实务》，中国传媒大学出版社，2017 年版，第19—24 页。

传播方式、传播对象选择合适的传播内容，往往决定着传播效果的好坏和传播活动的成败。前文已述，中医药文化由中医药精神文化、中医药行为文化以及中医药物质文化三个层面构成。其中，中医药精神文化是指中医药文化的核心价值、思维方式；中医药行为文化是指中医药文化的行为规范、规章制度以及传承教育；中医药物质文化是指中医药文化的诊疗器物、标识器物、文献典籍和场馆场所。这三个层面以及与之相关的所有要素，理论上都可以成为中医药文化影视传播的内容。尽管如此，一方面，长期以来，由于种种原因，中医药文化影视传播的内容不免泥沙俱下，良莠不齐，甚至包括封建迷信糟粕，这误导了受众，损害了中医药的形象。另一方面，虽然理论上中医药文化的所有构成要素都可以成为中医药文化影视传播的传播内容，但是要实现良好的传播效果，传播内容必须符合影视媒介的媒介特性。因此，必须坚守正道，对博大精深的中医药文化进行深入挖掘和系统梳理，不断充实传播内容，向广大受众传播正确的中医药文化信息。具体而言，能够作为中医药文化影视传播内容的中医药文化构成要素主要包括以下几个方面：

第一，中医药医疗文化。中医药医疗文化是指在数千年的医疗活动中形成并传承至今的相关精神要素和物质要素的总和，其中精神要素包括天人观、生命观、疾病观等，是用来指导医疗活动的思维方式、价值观念，主要以文献典籍为载体流传至今，是整个中医药文化构成要素中最为抽象也最为重要的组成部分。例如，2003 年摄制的 60 集大型纪录片《黄帝内经》分为"医理""医史""养生"三个篇章，其中"医理篇"的主要内容就是中医药文化的思维方式和价值观念。医疗文化物质要素主要包括医疗活动中涉及的医疗器物、医疗场所、医疗行为等，是医疗活动的物质外壳和外在表现，也是用来支撑和承载医疗文化精神要素的物质载体，主要以出土文物、文献典籍、艺术作品等形式流传至今，如青铜砭针、青铜药臼、针灸铜人等出土文物分别承载着古代中医针刺技术、中药加工技术和中医教育教学的重要信息。又如，1973 年湖南长沙马王堆三号汉墓中出土的《马王堆帛书五十二病方》，是我国现存最古老的医学方书，涉及内、外、妇、儿、五官等各科疾病 100 多种，治疗方剂 280 余首，药物 240 多种。通过帛书这种特殊的载体，两千多年前的中医医疗文化信息被保存，传承至今。再如，传世国宝《清明上河图》中绘制的"赵太丞家"，将北宋时期的医疗场所栩栩如生地描绘下来，不但是绘画中的国宝精品，更是承载中医医疗文化信息的重要载体。这些中医药文化的物质要素，作为空间环境、主人公职业等广泛地存在于大量中医药文化题材影视作品中，乃至几乎所有古装影视作品中。

第二，中医养生文化。作为中医药文化的重要组成部分和中医药医疗文化的延伸与扩展，"不治已病治未病"的中医养生文化最早可以追溯到商代，"是中国传统的颐养身心、增强体质、预防疾病、延年益寿理论和方法的综合反映，是中医养生活动内在的价值观念、思维方式和外在的行为规范、器物形象的总和"①。中医养生文化在当今时代愈发受到世人的关注，被认为是中医相较于西医的重要比较优势之一。中医养生文化主要包括知识层面的养生思想理论和实践层面的养生技术方法两个方面，在数千年的华夏文明史中对维系国人的身体健康发挥了重要的作用。知识层面的养生思想理论与中医理论同气连枝，在基于共同的思维方式、价值观念的同时，紧密围绕延年益寿之目标，广泛吸收道家、儒家、佛家各家思想和精神，形成了独一无二的生命价值观念和生命价值思想，主要包括饮食与药物结合的服食养生观念、劳逸结合的运动养生观念、顺应规律的起居养生观念、少私寡欲的情志养生观念等。上述养生思想理论渗透、贯穿于中华优秀传统文化之中，无论历史题材还是现代题材影视作品，无论是否

---

① 苏培庆、郑民、崔华良：《中医养生文化基础》，中国中医药出版社，2015 年版，第1 页。

为中医药文化题材影视作品,大多都会对养生思想理论有或多或少的呈现或涉及。实践层面的养生技术方法主要指在养生思想理论的指导下开展具体的养生保健活动的方法,如以太极拳、八段锦、五禽戏等传统养生功法为代表的运动养生方法,1973年长沙马王堆三号汉墓出土的帛画《导引图》证明了早在两千多年前的汉代,国人就已经从事中医养生保健活动了。此外,中医养生保健活动还包括:以服用保健药酒、保健品、茶叶为代表的服食养生方法,以修身养性为代表的情志养生方法,以及基于"五脏相音"理论的音乐养生方法等。这些中医养生方法和手段也经常出现在影视作品之中。

第三,中医药饮食文化。中华饮食文化博大精深,果蔬肉蛋各种食材令人眼花缭乱,煎炒烹炸各种烹饪手段让人应接不暇,全世界再没有第二个国家会用如此花样繁多的手段和心思去对待饮食了。色、香、味俱全的中华美食千百年来在满足人们口腹之欲的同时,也对国人的身体健康产生了深远的影响。数千年来,饮食文化与中医药文化融合汇通,形成了极具特色的中医药饮食文化。中医药饮食文化的精髓是"食以养生,食以疗病,甚至达到食以陶冶情志、赏心悦目"的目的①。古人很早就认为"药食同源",即许多食物可以药用,而许多药物本来就可以食用,如大枣、生姜、山药等,所谓"寓药于食,凡膳皆药"。药物是利用本身的性味平衡人身的阴阳,而不同的食物也存在不同的性味,同样也可以纠正人体的阴阳失衡。所以,恰当的饮食完全可以取得和药物一样的治病疗效。《黄帝内经·素问·脏气法时论篇》指出:"五谷为养,五果为助,五畜为益,五菜为充,气味合而服之,以补精益气。"②这成为中医饮食文化的纲领性文字。后世的中医药饮食文化思想与实践均发源于此,具

---

① 杜建军:《千年国医百病寻根》,世界图书出版公司,2016年版,第233页。
② [唐]王冰:《黄帝内经》,中医古籍出版社,2003年版,第56页。

体包括三点：首先，科学饮食的思想，即环境不同，饮食有别；年龄不同，饮食有别；体质不同，饮食有别；膳食平衡，合理搭配。其次，药食同源，食疗食补的思想。最后，饮食有节有度的思想等。2003年风靡我国的韩国电视剧《大长今》中出现了许多配制养生药膳的内容，为我国的中医药饮食文化影视传播提供了宝贵借鉴。

第四，中医药民俗文化。民俗即民间风俗，又称民风、土俗。作为民间文化的重要组成部分，传承千年的民俗活动与人们日常生活的各个方面息息相关，特别是与中医药学紧密结合，交错重叠形成了独具特色的中医民俗文化。具体包括日常生活民俗、岁时节令民俗，以及以药王崇拜为代表的民间医药信仰等。日常生活民俗主要有衣俗、食俗、居住习俗等。民谚有"春捂秋冻""寒头而暖足"之说，强调穿衣要顺应四时，应时增减，进而达到保暖御寒、防病养生之功效。除此之外，服装配饰，如佩戴香囊也是十分重要的民间习俗。关于食俗，民谚有"冬吃萝卜夏吃姜，不劳医生开药方""夏天一碗绿豆汤，解毒去暑赛仙方"之说，都是人民群众在长期生活实践中总结而来的健康饮食经验。关于居住习俗，传统风水学说即古人在这一方面的经验总结。合适的住所与身体健康关系密切，更有助于保健防病。岁时节令又称四时八节、过年过节。在这些传统节庆中逐渐形成了许多与健康卫生相关的民俗活动，有些只能在文献典籍中窥见，而有些则延续传承至今，均成为中医民俗文化的重要组成部分。例如，春节饮用屠苏酒、端午节饮用雄黄酒、门悬菖蒲艾草、清明踏青、重阳配茱萸及登高等习俗。20世纪八九十年代中国电影名片之一的第五代先锋探索电影，出现了许多传统民俗文化元素，成为影片叙事抒情塑造人物的重要手段①，也成为中华民俗文化对外传播的重要载体和媒介。理论上，中

---

① 具有代表性的电影有《黄土地》（1984年陈凯歌导演）中的腰鼓、祈雨仪式，电影《红高粱》（1988年张艺谋导演）中的颠轿、祭祀酒神，电影《盗马贼》（1986年田壮壮导演）中的天葬、磕长头等。

医药民俗文化也能够成为影视作品的重要表现内容,进而实现自身的广泛传播。

以药王崇拜为代表的民间医药信仰也是中医药民俗文化的重要组成部分。关于药王原型,千百年来各地说法不一,主要有伏羲、神农、黄帝、岐伯、长桑、扁鹊、华佗、葛洪、雷公、张仲景、皇甫谧、王叔和、陶弘景、孙思邈、韦慈藏等。至清朝后期,孙思邈渐成为被全国各地普遍接受和供奉的对象,形成了以药王孙思邈为核心对象,以祈求消灾除病、健康长寿为目的的祭祀活动、庙会活动等民俗文化活动。例如,从古至今遍及全国各地的药王庙会,即民间医药信仰的典型代表。

第五,中医旅游文化。旅游和文化两个词结合在一起成为一个专有名词,最早出现在美国学者罗伯特·麦金托什和夏希肯特·格伯特合著的《旅游学:要素·实践·基本原理》一书中。在书中的第二章,作者用"旅游文化"作为标题,并指出"旅游文化实际上概括了旅游的各个方面,人民可以借此来了解彼此间的生活和思想"①。一般而言,旅游文化是人类在历史发展过程中所创造的具有观赏和游览价值的物质财富与精神财富的总和,是体现及作用于旅游全过程中的特殊形态文化②,由景观文化、服务文化和审美文化三个层次的内容构成。近年来,"以文化提升旅游品质,以旅游促进文化传播"的"文旅融合"理念逐渐成为社会共识。源远流长、博大精深、内涵丰富的中医药文化资源天然具备成为旅游客体"原材料"的所有条件。中医药文化各个层面的物质实体,无论是医史遗迹、博物馆,还是中医诊疗、养生、中草药采摘,都具备与旅游观光、体验项目相结合的可能性,如此一来,不但可以通过中医药文化资源升华旅游体验内容深度,而且可以将旅游体验作为中医药文化传播衍生发展的载体,进而实现

---

① [美]罗伯特·麦金托什、夏希肯特·格伯特:《旅游学:要素·实践·基本原理》,薄红译,上海文化出版社,1985年版,第37页。

② 孙亚辉:《文化旅游产业的研究》,天津科学技术出版社,2017年版,第16—17页。

中医药文化传播和旅游产业的协同发展。另外值得注意的是，将中医旅游文化资源作为拍摄题材，制作相关影视作品不但能起到传播中医药文化的作用，更能起到旅游宣传的作用。

必须意识到中医药文化影视传播的内容涵盖中医药文化活动的方方面面，并随着时代的发展和中医药文化内涵与外延的变迁而不断变化。上述几个方面只是中医药文化影视传播的几个主要内容，而非全部。对中医药文化影视传播的内容，应当秉持拓宽视野、开拓创新的原则加以认识。

二、中医药文化影视传播的特性

借助于影视媒介，通过影视作品传播中医药文化，一定要充分尊重影视媒介的媒介特征，使其与中医药文化信息充分结合，并在此基础上形成中医药文化影视传播的特性。

第一，形式的通俗性。中医药学及中医药文化历史悠久、博大精深，同时又因其与西医在思维模式、学术理念和诊疗方法等诸多方面都存在着巨大差异，再加之近现代以来其与西医相较而处于的相对弱势地位都造成了当代受众对其感到相对陌生。而中医药文化本身极强的专业性，如"阴阳五行""气血藏象"等抽象概念又成为阻碍受众获取有效信息的巨大障碍。因此，中医药文化影视传播一定要注重形式的通俗性。例如《健康之路》《中华医药》等养生保健主题的谈话服务类电视节目通常会邀请中医专家作为嘉宾，从科普的角度，采用通俗易懂的语言对相关中医问题、现象进行解释，并与日常生活的衣食起居相联系，方便观众理解和认同。

第二，对象的大众性。影视的大众传播媒介属性，决定了其受众的大众性。中医药文化影视传播也必须尊重这一特性并以此为前提。与印刷媒介时代艺术的精英化属性不同，电影与电视的出现导致了大众艺术时代的到来。利用影视媒介传播中医药文化，要求影视作品必须符合大多数观众的审美需求，"忘记了影视的大众性和通俗性的必然要求，从而因为远离大众而被大众所远离"①。

第三，内容的故事性。叙事性是影视艺术的本质属性之一，影视艺术本身也是一种叙事艺术。电影故事片和电视连续剧自然以叙事为要务，即便是崇尚纪实性、非虚构性的纪录片，叙事也扮演着同样重要的角色。我国成功的中医药文化题材电视剧、电影故事片几乎都是以历代名医的个人传记为主要内容，通过讲述医家的人生经历来展现特定历史时期的中医药文化风貌。纪录片《本草中国》借鉴爆款纪录片《舌尖上的中国》的叙事策略，通过讲述一个个关于药人药工的生动鲜活的故事，让观众了解中医药知识，感受中医药文化的博大精深，通过强化内容的故事性，一改以往中医药文化题材纪录片枯燥艰涩、难以被普通观众理解的弊病，取得了较高的收视率和点击率。②

第四，叙事的神秘感与悬念性。"影视悬念是处理影视情节结构的主要手法之一……是编导利用人们的好奇心、同情心以及对事物追根问底的心理，在影视叙述的过程中故意'结扣子''卖关子'，对剧作集中的故事情节发展和人物命运遭遇设置重重关隘，以引起观众急切期待、迫切欲知结果的观看心理。"③中医理论产生于先秦哲学思想的基础之上，又融合了中国古代的术数之学、谶纬之学，对于当代国人来说充满了神秘感。在这一理论指导下的中医医疗卫生活动常常给人一种高深玄妙之感。中医药文化题材影视作品如能合理地利用中医药文化给普通观众带来的这种神秘感，

---

① 张琪：《影视艺术美学》，吉林美术出版社，2018 年版，第 84 页。

② 据央视网报道，《本草中国》CSM35 城平均收视率达 0.713%，豆瓣评分高居 8.4，微博话题讨论量破 2 亿，创造了国产纪录片新的收视纪录，也成为继《舌尖上的中国》之后，又一部口碑佳作。

③ 肖帅：《影视导演基础》，河南大学出版社，2013 年版，第 71 页。

将其巧妙地融合进影视作品的悬念叙事中，将会极大地增强作品的可观赏性。2003 年的中医药文化题材电视剧《神医喜来乐》，编剧将中医文献典籍中记录的"断字识病"的典故嫁接到主人公的医疗活动中，通过中医药文化的神秘感，营造出了剧作的悬念性。除此以外，中医理论中的"阴阳学说""五行学说""气一元论""运气学说"等也都具备这一"神秘"属性，能够在影视作品中帮助设置悬念。

第三章 新世纪中医药文化题材
优秀影视作品分析

中华人民共和国成立以来，特别是 21 世纪以来，中医药文化题材逐渐受到影视行业的重视，成为影视作品创作的重要题材来源之一，这一方面拓展了影视创作的题材空间，另一方面也为中医药文化借助于影视媒介传播提供了载体和契机。本章将以 21 世纪以来电视剧领域、电影故事片领域、电视纪录片领域以及电视节目领域中涌现出的优秀中医药文化题材影视作品为案例，简要陈述其基本情况和传播效果，分析其中蕴含的中医药文化构成，剖析其在创作和传播中的成功经验与不足之处。

第一节 概 述

随着经济全球化、科学技术的进步和现代医学的快速发展，中医药作为特殊且重要的资源，受到全球医学界越来越多的关注与重视。在当今世界文化需求呈现多元化、多层次的趋势下，相较于单纯的文字、语言传播，具有视听享受、蒙太奇、故事情节等特征的影视作品更能抓住大众眼球，吸引大众注意。

中华人民共和国成立后，与中医药文化相关的影视剧层出不穷，这些作品对于中医的推广与科普发挥着至关重要的作用。1956 年上映的电影《李时珍》，开创了新中国中医药文化题材电影的先河。从那时起，《天下第一针》《神医扁鹊》《刮痧》等电影因为将中医药文化融入影视作品的故事情节当中而获得无数好评。后来的《华佗与曹操》《医道》《本草药王》《乱世郎中》等电影故事片，更直观、更普遍、更通俗地向观众展示了博大精深的中医药文化知识。近年来更有《精诚大医》《国医》《苍生大医》等根据医者生平事迹、中医药历史典故、医案故事改编而成的以当代国医大师为原型人物的优秀电影作品问世。电视剧方面有关中医药文化的作品有《神医朱丹溪》《医圣张仲景》《大明医圣李时珍》等，此类作品在尊重历史史实的基础上，进行了更深层次的艺术创作与加工，提升了中医药文化相关人物、事件、典故、情节的艺术观赏性。还有一些非中医药文化题材的电视剧，其中含有不少中医药文化元素。例如《甄嬛传》《芈月传》，虽然这两部作品以宫斗剧为主题，但在剧中所涉及的中医药文化元素也因作品的高收视率而引起了一阵"中医热"。2019 年央视开年大戏《老中医》，讲述了民国时期孟河医派传人在上海的行医经历以及带领中医同仁奋起抗击"废止中医案"的故事，展现了中医药的悠久历史和文化魅力，得到广泛关注。

21 世纪以来，亦有多部中医药文化题材纪录片逐渐走进大众视野，以不同于电影故事片、电视剧虚构性的纪实性，以厚重的历史文化含量，深度展示了中医药文化的内容和内涵。例如 2006 年凤凰卫视的《彷徨——回眸百年中医》，针对近百年来中医的发展现状进行了详细的总结与梳理，引人深思；另外《中医》《黄帝内经》《中医药民族医药探秘》《千年国医》《本草中国》《本草中华》等纪录片通过唯美的视听艺术传达中医药文化的魅力，使观众体验到中医药文化的深厚底蕴。这些纪录片作品在展示中华传统医学悠久历史的同时，记录着中医百家薪火相传、赓续前行的坚持，讲述了中医本草的神秘传奇故事。不少中医药文化题材纪录片也会选择在多个国家进行拍摄播出，让全世界观众领会到中医药文化的博大精深。还有不少地方性的中医药文化纪录片也在不断问世，例如《河南中医 1958》《海派中医》《岭南中医药》等。社会公众对于中医药文化认知的热切需求和中医药从业者对自身文化资源传承的自觉担当使得中医药纪录片热度不减。2018 年年初，备受好评和关注的《舌尖上的中国》第三季开播，其中第四集的主题"养"，关注"食疗并用的中华药膳"，它既讲述了独特的中华饮食，也宣传了中医药文化独有的药食同源这一重要理念，展现出中医药文化及其相关资源的多元趋向的吸引力。①

　　21 世纪以来，除了国内中医药文化题材影视剧名声鹊起以外，还有多部与中医药文化有关的外国影视剧。韩剧就是传播中国传统医学文化的主力军。中医随着中国文化被引入韩国，并与当地的传统医学相融合。传统中医元素在韩国文化中备受尊崇，如风靡韩国的药膳、药妆等。一些以中医为核心元素的韩剧已将中医药文化传播到了世界各地。例如 2005 年的韩剧《大长今》，通过将中医药知识与别具匠心的情节相结合，吸引了许多观众了解中医药文化。2017 年的韩剧《名不虚传》是一部以现代医学与传统医学碰撞、传统医学与针灸为主题的奇幻医学剧。这些作品在全世界范围内的流行和热播，让全世界越来越多的人对中医药产生了信任。

　　在中医药文化题材影视作品热播的大好局面下，也必须同时看到，这些作品的创作和传播也存在一些问题。例如，一些作品为了使情节更加吸引观众，夸大中医药的功效，或夸大医者医术，神化中医；一些作品的编导或由于对中医药缺乏了解，随意杜撰药名、药效，向观众传递错误的中医药知识；在一些涉及中医药文化的作品中，不以中医药文化为核心，使中医药知识往往服务于故事情节，将中医药常常作为害人的工具，将医者

---

① 程旺：《影视创作：打开中医药的新方式》，《中国中医药报》，2021 年 1 月 27 日。

塑造成畏惧权威、唯利是图的人物形象。这类作品导致观众错误解读中医药文化，与中医药文化传播的目的背道而驰。因此，影视剧作品作为传播中医药文化的重要载体，应承担起弘扬中国优秀文化的责任。①

第二节　电视剧《大宅门》

一、作品基本情况

1940 年 8 月，降生于贫困家庭的李保常因父亲离世，家庭日益困难，母亲被迫将其卖到一位吴姓火车站站长家中，后又被三姨卖到京城大户同仁堂，过继为东家太太的儿子，并改名为郭宝昌。从此，郭宝昌生活在大宅门 20 多年，经历了同仁堂的起伏变化及人事变迁，为后续的影视创作提供了无限的宝贵素材。郭宝昌收集了大量大宅门的相关素材，但因"文革"等多重因素浇灭了创作热情，最后在朋友的鼓励、自身内心的驱使下，再次提笔，终于在 1995 年完成了《大宅门》的前半部剧本。2001 年，《大宅门》（图 1）登上了央视荧屏与广大观众见面。随后，电视剧《大宅门 2》、话剧版《大宅门》《大宅门 1912》等艺术作品相继问世。

该剧以清朝末年北京著名药铺同仁堂为原型，讲述了医药世家白府经历了清末、民国、军阀混战等多个历史阶段的起伏和变迁，真实地反映了白府这一大家族随着国家、民族的历史发展而不断发展的过程。故事以白家兴衰史为主线，刻画了白景琦等典型的人物形象，横跨光绪年间，白府

---

① 王舒心：《浅谈影视剧作品对于中医文化的传播》，《戏剧之家》，2020 年第 15 期，第 100 页。

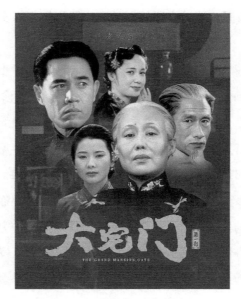

图 1　电视剧《大宅门》海报

与詹王府结怨，各自发展；1900 年八国联军侵入北京，白府一波三折，家庭内部支离破碎；1911 年清朝覆灭，白府日渐没落，白景琦自立门户，建立新宅门；1931 年九一八事变，百草厅危机四伏、风雨飘摇；1937 年卢沟桥事变，白府卷入抗日洪流，白景琦勇毅抗日；1949 年北平解放，中华人民共和国成立，百草厅顺应潮流，将祖传秘方献于国家等多个时间节点的故事展示。该剧谱写了一曲世态炎凉、悲欢离合的"宅门"史之歌，描绘了一幅波澜壮阔的社会生活画卷，颇具史诗气质。

二、作品中的中医药文化内容

（一）中医医疗文化

中医医疗文化是指在医疗活动中形成并不断传承的包括精神要素与物质要素的总和。精神要素包括生命观、疾病观等用来指导医疗活动的思维观念，物质要素指医疗活动中所使用的医疗器物等用来支撑精神要素的物质载体。

剧中有一个情节：百草厅的白颖轩为詹王府格格号出喜脉。号脉也叫切脉、把脉，是百姓对中医脉诊的俗称。脉诊是中医诊断疾病时使用的"望、闻、问、切"四诊中的一种。中医根据28种不同的脉象号脉，分辨患者体内气血运行及脏腑的功能状态。如浮脉主表，多见于外感热病；沉脉主里，多见于邪郁在体内导致的气血瘀滞；迟脉主寒，多为窦性心动过缓；数脉主热，多为心肌兴奋性增加或心肌力量减弱等症状。喜脉是中医在实践中所得出的经验。但是号脉不是中医诊断的唯一方法，如妇女怀孕会有滑脉现象，身体强壮的人也会有滑脉现象，积食、发热等症状亦有滑脉症状，这是因为人的脉象变化受体质、性别、年龄等多种因素影响，需要望、闻、问、切四诊合参，才可避免误诊，进而对疾病做出正确的诊断与治疗。

（二）中医民俗文化

中医民俗文化是指中医药文化与民俗即民间风俗、人们的生活息息相关的一种独具特色的文化。中国民俗文化包括：由衣俗、食俗、居住习俗等组成的日常生活习俗；在传统节庆中形成与卫生健康相关的民俗活动等岁时节令民俗；以药王崇拜为代表的民间医药信仰。[1]

电视剧《大宅门》中有这样一段场景：白景琦在新宅海淀花园为母亲白文氏过七十大寿，当白景琦扶白文氏进大门时，管家王喜光凑到白文氏面前说道："二老太太，您看这地下，铺的全是藏红花，老太太福寿绵长！"白文氏脚踩满地的藏红花，在人们的簇拥下缓缓前行。

国人每逢喜事，喜欢挂红或铺红来烘托氛围，寓意着喜庆、吉祥、尊

---

① 张其成、臧守虎：《中医文化学》，中国中医药出版社，2021年版，第210页。

贵，这是从古至今延续下来的传统，但剧中出现的藏红花铺路几乎前所未见。白文氏是封建社会中国杰出女性的代表，善于公关，敢于冒险，有战略意识和长远考虑，公平、正义、顾全大局的精神使得她深受白氏族人的爱戴，与藏红花高贵、有价值的品质相吻合。用藏红花铺路代表着白文氏对于白家的发展占据着重要的地位。藏红花在中药材当中是非常昂贵、有价值的，它最早是自番外经由西藏而传入内陆，因为花柱色彩鲜红而有了"红花"之名，又因为与中药里常用的菊科红花（红蓝花）十分相似，为了区别开来，便有了"番红花""藏红花""西红花"的称谓，现在约定俗成称为"藏红花"。李时珍《本草纲目》中记载："番红花，出西番回回地面及天方国即彼地红蓝花也。元时，以入食馔用。"[1]"西番回回地面"指伊斯兰地区和国家，"天方国"大概是现在的伊朗。现如今，藏红花的最大产地是伊朗，其次是西班牙，藏红花有着吉祥圣洁的寓意，在我国河南、山东、浙江、四川等地甚至世界各地的引种较多。藏红花又是名贵的药材，其味甘、性平，具有活血化瘀、散郁开结的功效，可以治疗瘀滞所导致的月经异常、产后腹痛以及胸膈痞闷、惊悸恍惚等病症。

（三）中医养生文化

当今，作为中医药文化最重要的组成部分，中医养生文化受到世人的关注。中医养生文化包括知识层面和实践层面。知识层面是指基于共同的思维方式、价值观念，广泛吸取儒家、道家等精神形成的生命价值观念与思想，如饮食与药物结合的养生观念、劳逸结合的运动养生观念等。实践层面指在理论指导下的具体养生保健活动，如太极拳、八段锦等。[2]

---

[1] 黄卫娟、龙春林：《番红花的药用历史与现代研究》，《中央民族大学学报（自然科学版）》，2015 年第 3 期，第 4 页。

[2] 张其成、臧守虎：《中医文化学》，中国中医药出版社，2021 年版，第 209 页。

　　《大宅门》中，给我们留下深刻印象的白景琦塑造了一段白家老号的佳话。在剧中，白景琦每天起来必会喝茶，然后把茶水滴在眼睛上，他认为茶能明目。茶能明目之说常出现在历代本草一类的医集中，明代李时珍在《本草纲目》中写道："茶苦味寒，阴中乏阴，沉也降也，最能降火……火为百病之源，火降则上清矣。"[1]明代钱椿年、顾元庆在《茶谱》中对茶的功能做了较全面的论述："人饮真茶，能止渴、消食、除痰、少睡，利水道，明目、益思，除烦去腻"，他肯定了茶能"明目益思"。[2]茶叶中富含许多维持眼睛生理功能的营养成分，尤其是维生素 B_1、维生素 C 以及维生素 A 等，维生素 A 是维持眼内视网膜功能的主要成分之一，若缺乏维生素 A，视网膜的生理功能就会出现异常，容易出现夜盲症状；维生素 C 是眼内晶状体的营养素，如果维生素 C 摄取不足就会导致眼内白内障。因此，饮茶对保持眼睛健康是有一定的医学验证的。剧中还提到中药炮制的保健酒。保健酒起源于我国殷商时期，距今已有数千年的历史，《黄帝内经》中有"左角发酒"，治尸厥，"醪酒"治经络不通，病生不仁。"鸡矢酒"治臌胀。[3]强调药酒可以治病、强身健体。酒具有通血脉、御寒气、行药势的功效，加之人参、鹿茸、灵芝、枸杞、当归、海马等温补药材，炮制一段时间，酒的舒经活血与药材的保健作用相结合，起到滋补强身、增强免疫力、抗疲劳、延缓衰老的作用。但是饮酒不可过量，适量饮保健酒，可以强身健体，延年益寿。

① ［明］李时珍：《本草纲目》，人民卫生出版社，2005 年版，第 1538 页。
② 朱自振、沈冬梅：《中国古代茶书集成》，上海文化出版社，2010 年版，第 188 页。
③ 禄保平、张留巧：《〈黄帝内经〉"酒疗"思想述略》，《江苏中医药》，2005 年第 4 期，第 3 页。

（四）中医饮食文化

国以民为本，民以食为天，是中华民族数千年来秉承的文化传统。数千年来，中医药文化与饮食文化相融合形成了极具特色的中医饮食文化，许多食物可以药用，许多药物可以食用，合理的饮食与药物相结合，可以发挥更好的食疗功效。

在电视剧《大宅门》中，主人公白景琦有一句常说的话："萝卜就热茶，气得大夫满地爬。"这看似极俗的民间谚语，其实是有其科学道理的。中国人把农历四、五、六月称为夏月，十、十一、十二月为冬月。夏月里，阳气行走于人的表层皮肤，而胃里是寒冷的，阳气向外发散，就如同热气腾腾的夏天，但是内里其实是非常冷的。冬月则正好相反，人的内里是热的，而表层是寒冷的，所以有些体虚的女性，夏天容易拉肚子，冬天的时候手脚是冰凉的。人们常说的"冬吃萝卜夏吃姜"是有一定道理的。在夏天，人的五脏寒凉，需要浓浓的生姜红枣汤煮沸代茶饮，冬天就需要常吃清解积热、清热化痰的萝卜来消除内里的热。

《大宅门》堪称是中国电视剧史上的一部传奇之作，该剧以"医人"为主人公，以"医事"即医药卫生活动为主要故事线索，以医馆药铺的兴衰为故事背景，几乎涉及了中医药文化的方方面面。

三、传播效果

在我国电视剧发展史上，中央电视台可以说是我国电视媒体的中流砥柱。据 2001 年中央电视台工作会议上的报告显示："九五期间，我台电视节目全国人口综合覆盖率略有增加。1996 年至 1999 年分别为86.2%、87.68%、89.01%、90.35%……1998 年采用直播卫星，进一步加强了全台八套节目对全国的覆盖，为广播电视'村村通'工程创造有利条件。通过

10 颗卫星的 14 个转发器，实现我台节目对世界 98% 的国家和地区的有效覆盖。"①这在当时对《大宅门》的传播是无以复加的优势，加之播出时间上的精心安排与作品自身的高质量，使得《大宅门》在传播渠道上占据了先机，吸引了全国十多亿观众，成为 2001 年收视率冠军。此外，其他省级卫视、网络媒体播出平台等多种媒体的综合运用，促进了《大宅门》的后续传播与影响，高达 21% 的收视率也成了《大宅门》成功传播并得到积极反馈的有力证明。

四、经验启示与不足之处

《大宅门》除去本身独特的吸引力、鲜明的民族性，还有一些艺术创作和社会层面的因素促进了它的成功。

从艺术创作层面来看，首先，独特的故事定位令人耳目一新。《大宅门》不仅是一部气势恢宏、荡气回肠的家族画卷，讲述着家族兴衰存亡的现代版《红楼梦》，更是一部以中医药文化为题材的作品，这在当时的中国影视界是比较少见的题材选择。其次，人物鲜活真实，令人忍俊不禁。人物形象是影视剧的灵魂，是叙事的核心。编剧把自己对生活的感悟及其炙热的情感与人物形象的血肉相互融合,赋予人物性格以独特的生命和意蕴。《大宅门》中故事情节传奇紧凑，人物形象神采奕奕。如聪明绝顶、具有强烈反叛精神的白景琦，命运多舛但积极主动、勇敢坚强的杨九红，等等，都给我们留下了非常深刻的印象。故事的传奇色彩令人欲罢不能。《大宅门》在故事形态上做到了"新、奇、特"。例如，景琦顽劣，多次替换塾师；武贝勒与大格格的偷情风波；景琦姑姑不慎摔死幼子殃及一生命

---

① 赵化勇：《把握机遇 乘势而进 开创中央电视台 21 世纪新局面——在中央电视台 2001 年工作会议上的报告（摘要）》，《电视研究》，2001 年第 3 期，第 7 页。

运等。耳目一新、意外之喜的情节征服了多数观众。《大宅门》还突破了
既有故事的藩篱，推陈出新，例如景琦被绑情节，按照常理，应该被绑再
救，一波三折，但出人意料，只用了"一波"便救回了景琦，但为后文情
节的发展做了铺垫。①

　　从社会层面来看，一方面是观众审美心理转变。旗袍舞女、宅院阴
谋、男女纠葛、发家传奇等影视情节此前易与观众产生共鸣，但单一的模
式会导致观众审美疲劳，影视剧的最终目的是让我们了解历史，理智面对
现实，而《大宅门》的出现贴合了观众的审美需求。另一方面是联合宣
传的运用。中央电视台的高收视率促成了《大宅门》的有力宣传；此外，
电视剧主创人员亲临现场与观众进行面对面的演绎宣传；制片方以"开
播秀"的形式将《大宅门》的主创人员与记者组织起来进行面对面的交
流；同时，在北京国际电视周闭幕式上，将《大宅门》剧中主要人物宣传
画做成了展示区，吸引了更多观众，从前期到后期宣传方式的融合运用，
成就了《大宅门》收视的成功。

　　每个事物都有两面性，除了上述的成功经验，《大宅门》也存在一些
值得商讨的地方。

　　作为一部大型电视连续剧，其中戏剧矛盾较为勉强。一些情节经不起
推敲，或者说显得矫揉造作。如医者白颖轩为詹王府尚未出嫁的大格格看
病，却因号出了喜脉而被怀疑别有用心，令詹王府难以接受，白家与詹王
府由此决裂，此矛盾也作为全剧的核心展开。但医者号出喜脉并非难事，
也没有理由怀疑其别有用心，但詹王府过于讳疾忌医在一般常理上是说不
过去的。有意制造误会，以此错上加错来解构戏剧矛盾，确实是一大缺憾。
再如，白府没落，白家老太爷生病，白二奶奶为把百草厅赎回来，前往百

---

① 陆寅生：《〈大宅门〉得失谈》，《当代电视》，2001 年第 11 期，第 1 页。

草厅退药,希望证明现在百草厅的药不如白家,于是将两颗药丸泡入水中,用水化开,倘若没有药渣,则证明是白家的药,如果存有药渣,则认为是现在百草厅的药,但这样证明药效的好坏是不合理的,缺乏一定的权威与标准。当大部分人对白二奶奶力挽狂澜,重振大宅门雄风表示佩服时,一位同事却认为此举是打点的缘故,只要敢于花些银子便可以摆平一切事情,这样的思想是值得观众深思的。当今,商业化时代来临,影视艺术的写实偏向于受众与制作者的需求,但其中内在逻辑的混乱、伦理观念的错愕、审美观念的荒唐等折射出现代一些国人精神世界里的黑洞现象。

第三节 电视剧《女医明妃传》

一、作品基本情况

《女医明妃传》(图2)是著名编剧、作家张巍的古装职场剧三部曲之一。她认为《女医明妃传》与一般古装剧最大的区别就是,讲述的是一个古代职场女性的奋斗史,女主的感情变化与自我成长、职业发展紧密相关。为了创作此作品,编剧寻找中医学方面的专家顾问,自学中医知识,对原型人物及著作《女医杂言》进行深度挖掘,考据大量的中医药文化知识,与专家对剧中的中医案例进行科学论证,希望凭借主人公谭允贤传奇化的经历呼应当下正在奋斗的职场女性,准确传承中医药文化知识。

《女医明妃传》作为一部中医药文化题材的历史传记古装剧,以明朝正统和景泰二帝两度皇权交替的历史为背景,以明朝女医谭允贤的人生经历为故事框架,讲述了打破时代桎梏的女性的励志故事。明朝国体昌盛却礼教严苛,女子地位低下,不得从医,隐疾难治。医学世家谭家因被奸人

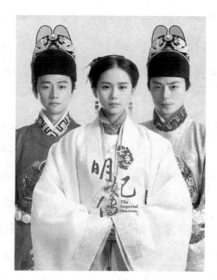

图2　电视剧《女医明妃传》海报

陷害而遭遇灭顶之灾，从此留下祖训，后世不得行医。但机敏聪颖的谭允贤从小耳濡目染，跟随外祖母学习中医知识，行医济世，妙手回春，不但得到了百姓的称赞，更渐起救天下女子之心。谭允贤凭借着对中医学事业的痴迷和热爱，克服重重困难，突破严苛的封建礼教和世俗观念的冲击，在医学上博采众长、兼容并包、自成一派，开创并建立了女医制度，传播并弘扬了中国医学文化，最终成为一代女国医，名扬天下。

二、作品中的中医药文化内容

（一）中医偏方

中医偏方，指"药味不多，对某些病症具有独特疗效的方剂"①，不见

---

① 李经纬等：《中医大辞典》，人民卫生出版社，2004年版，第1597页。

于医药经典著作而常常在民间流传。偏方或是未得到整理的中医书籍散落民间的内容，或是民间口口相传的内容。中医是不断发展的医学体系，偏方是否有效取决于人类不断的实践。《女医明妃传》中有许多医疗治病的偏方。

古代，因民间女医数量较少，女子生育、看病受到阻碍，"三婆"便成为民间女子治病、生育的主力。由于"三婆"大多都未受过正规教育，学习医术只能是通过口授习得，又因为普通百姓经济困难，他们青睐于用药简单、价格低廉、疗效独特的民间验方。《女医明妃传》第五集中，谭允贤在狱中救治的大姐突发昏厥，经狱中"药婆"罗大娘点拨，用指甲、蚯蚓等污秽之物制成解药救回一命。罗大娘还教给允贤不少有用的治病土方，如允贤用酸酪浆医治王妃的腹泻；用咬过脱不花郡主的疯狗脑髓混合一些鸡屎鸭粪之类的污秽之物，脱不花服药后恢复了神志；用鸡粪、地浆水、扁豆治疗霍乱等。历史上有许多类似于罗大娘这种方式成长的女医，使得民间底层医术得以传承。

又如西汉的女医义姁，自小对药草感兴趣，在民间积累了丰富的实践经验。汉朝的宫廷女医淳于衍也是在民间行医中积累了丰富的经验。清朝女名医曾懿也非常重视民间偏方，比如，她用浓鸡汁略加姜汁治噎膈症，获得了很好的效果。①但是，在剧中谭允贤所使用的偏方受到中医专家质疑，南京中医药大学潘立群教授指出："片中土方子不可相信和运用，大多缺乏科学知识。以燕子窝和油治疗恶疮这种方法比较原始，秦汉时期用得比较多；香灰止血更是愚昧的做法，在当时政治、经济、农业、数学、药学发展已经接近资本主义社会的明代，正常情况下不会出现此类落后无

---

① 任晓丽、叶成：《从〈女医明妃传〉看古代女性医家之医学教育途径》，《山西高等学校社会科学学报》，2019 年第 3 期，第 4 页。

知的治病方法。"①因此，剧中许多治病方法在实践中并不可取，观众对于剧中的中医知识要辩证看待。

（二）中医饮食文化

在《女医明妃传》第十四、十五集中，受伤获救的谭允贤在一个戏班偶然见到一位道人用药膳为人治病，从此便开始跟随此道人学习药膳治病。其中谈到荠菜汤可以补心脾、益胃养目，萝卜丝鲫鱼汤不利于脾虚患者食用，薏仁可以健脾。剧中有一个场面颇令人印象深刻：一位父亲带儿子来感谢戏班里的道人治好了儿子，曾经体弱多病的男孩，花费一年时间，通过每年跑步嘴里念着"嘘、呵、呼、嘶、吹、嘻"的话语成功使羸弱的身体变得健康起来。但是有专家指出荠菜的确可以益胃养目，但不能补心脾。同时，剧中提到萝卜丝鲫鱼汤对脾虚患者有害处，对薏仁能健脾的说法，是肯定的。脾虚患者食用萝卜丝鲫鱼汤会引发腹泻，对薏仁以健脾祛湿。剧中小孩所念的说法出自《黄帝内经》的五音疗疾法，除了跑步，平时常念也可以达到健体的效果，因为这几个字对应着人体五脏，常念有益五脏的功效，但是却未经科学验证过。第七集中，在黄河决堤、霍乱肆虐的情况下，万宁制止允贤提出让灾区患者服用生姜水和肉桂的做法，他认为生姜水与肉桂都是燥热之物，得霍乱服用必死，只有无伏热现象时，才可服用生姜。但生姜和肉桂不是相克之物，共同服用不致死，相反可以治脾肾阳虚，益气补虚。因此"得霍乱，服用生姜和肉桂会致死"是错误的说法，并无任何医理。此外，剧中也有一些流传至今的中医药物滋补良方，例如可以补血养神的阿胶莲子粥、可以强身健体的五禽戏、在孕妇流产之后可以补血补气的阿胶等。

---

① 引自人民网：《网友热议〈女医明妃传〉 偏方不可信养生之道可取》。

（三）中医医疗文化

《女医明妃传》除了讲述女子不得从医的传统礼教以及中医药文化知识之外，还出现了更为古老与神秘的"祝由术"。在学习药膳的过程中，允贤向王道士学习"符祝禳祷"，即"祝由术"，它是借符咒禁禳来治疗疾病的一种方法。"祝由"最早出现于《内经》。剧中王道士强调：祝，同咒；由，指病由，就是以祝祷画符的方式来治病。有许多无法用药物医治病人的方法便靠心术来医，"祝由术"治疗的就是心病。对于民间百姓来说，他们无法理解奇经八脉、阴虚阳虚等一些专业的术语，只有化解了他们心中的疑虑，那些看似装神弄鬼的灵符神汤才是一剂心药，再施以药物，便是最有效的医治之法。主人公允贤悟出怀着恭敬的心情去了解病情，用专业的治疗方法来化解患者疾病的道理。治病先医心，医者与患者之间要建立信任与联系，即"信则医"。第十七集中，太后突发眼疾，允贤让太后蒙眼数日，并假称可以将太后眼上的疾病转移到脚上，同时劝太后不要过于操心朝政。几日后太后眼疾痊愈，脚上也并无疾病。允贤使用"祝由之法"，把握太后心理，对症下药。太后性格刚毅，不愿他人知其得病，因得病急火攻心、燥火上炽，只能先静其心而后医其病。《黄帝内经》记载的"治神为本""主明则下安，以此养生则寿"就是这个道理。剧中看起来迷信的咒语画符在如今中医的眼里，其实是有迹可循的。据潘立群教授介绍："祝由术"可以看作是中医中最古老的精神疗法，是真实存在的。"咒语是修行人练到一定程度时，所发出的特定声音，这些声音以次声波为多，对人体可以产生共振，共振效果好就可以达到良好的治疗效果。剧中出现的边念咒语边锻炼身体以达到克服身体孱弱的目的，其实是一种原始的心理疗法。"①

---

① 引自人民网：《网友热议〈女医明妃传〉偏方不可信养生之道可取》。

《女医明妃传》掀起的"中医热"有利有弊，专家指出，观众应该在尊重历史和弘扬中医的角度上，实事求是，辩证看待问题，切勿轻易学习模仿。

三、传播效果

《女医明妃传》于 2016 年 2 月 13 日在东方卫视和江苏卫视播出。一经开播，便占据搜索风云榜榜首的位置，PC 搜索指数高达 15 万，微博话题阅读量突破 27 亿条，网络播放量持续飙升，成为当年寒假档最具有话题度的电视剧之一。

该剧不仅深受年轻观众青睐，中年观众也对此剧赞不绝口。紧凑的剧情和严谨的文化观，都是观众热议的焦点。《女医明妃传》筹备之初，外界便认为此剧颇有韩剧《大长今》的意味，剧中谭允贤不仅弘扬了传统医学，还上演了一出"明妃升职记"。制片人黄澜曾表示："这部《女医明妃传》就是向《大长今》致敬。"两者的相似之处在于"励志"这个主题，"《大长今》，我们感兴趣的是女性励志的部分，励志，把一个女性职场成长做得很真实，当下职业女性都会有共鸣"[1]。在明代的封建制度下，女子为官行医几乎是不被赞同的，但谭允贤凭一己之力打破封建桎梏，她的成长传奇是全剧的立剧之本。这部剧既是致敬《大长今》，同时也有着鲜明的"中国特色"。剧中映射出的正能量缩影——不畏流言，迎难而上，坚守初心，方得始终——是值得我们思考与借鉴的。

---

[1] 北方：《〈女医明妃传〉打破时代桎梏的女性励志佳作》，《电视指南》，2016 年第 3 期，第 2 页。

四、经验启示与不足之处

近年来，在大量热播宫斗剧和穿越剧各领风骚的局面下，《女医明妃传》以中医药文化题材外衣包裹女性励志主题而引发收视热潮和网络热议，是其成功的主要原因之一。

一方面，该剧的女性励志主题能引起观众共鸣。新世纪以来，女性主义思潮和运动席卷全球，影响到人类社会几乎所有领域。2010年以来，电视荧屏上不断涌现以自尊自强的女性形象为主角的电视剧。2011年《甄嬛传》爆红，成为家喻户晓的电视剧，自此，"大女主剧"不断涌现。此前，《神医喜来乐》《大国医》《大明医圣李时珍》等中医药文化题材电视剧不断涌现，但均以男性为主人公，直至受到韩剧《大长今》的影响，以女性为主角的中医药文化题材电视剧《女医明妃传》才走进观众视野。我国几千年的封建制度造成了男尊女卑现象，女性长期处于边缘状态，成长之路更为曲折。《女医明妃传》聚焦女性的命运，从不同角度塑造出不同性格的女性形象：单纯善良的励志女、腹黑使坏的心机女、不偏不倚的中庸女和金字塔顶的权力女，在严苛的封建礼教束缚下，不同生长环境造就不同女性的成长经历。女性励志剧追求的不仅仅是主人公的结局，更注重女性在成长过程中正确认识自身，不断实现自我价值。主人公谭允贤打破封建束缚，执着追求从医理想，较之于其他古装剧，这部剧更具有深刻的时代意义。

另一方面，该剧作为讲述女医成长的中医药文化题材电视剧令观众耳目一新。中医药文化是中华优秀传统文化的瑰宝，也是打开中华文明宝库的钥匙。《女医明妃传》描述了谭允贤成为一代名医的成长历程，剧中女主人公学医的历程几乎展现了古代女性医家习业的途径。如主人公谭允贤自小跟随祖母茹氏学习医术，世家祖传的家庭教育是当时学医最传统的途径；民间底层医术的传承，因民间女医数量甚少，女子需要生育、治病，民间医婆成为治病救人的主力；道家养生之术的传承，治病先医心，才可对症下药；各民族医术融合的传承，剧中蒙汉医学结合，更好地治疗疾病。这些既是医学传承的佐证，也是电视观众不易从其他题材电视剧中获取的信息。

该剧在取得成功的同时，也暴露出一些问题，例如，打着科普历史与文化的名号，却出现了毫无历史关联感的叙事逻辑、情节过度娱乐化等，这无疑是令人遗憾的。

第一，人物的虚构有违历史事实。首先《女医明妃传》中，生于公元1461年，著有《女医杂言》一书的明朝医官谭允贤与亡于1457年的明代宗朱祁钰和亡于1464年的明英宗朱祁镇之间存在较大的年龄差，很难产生感情纠葛。其次，电视剧后期谭允贤因家族原因恢复本姓杭，并嫁与代宗为杭妃，但她与历史上嫁与代宗的孝肃杭皇后毫无关联。此外代宗原配汪皇后在剧中也被写成了十恶不赦的坏人。《明史·后妃列传》中记载"后有贤德，尝念京师诸死事及老弱遇害者暴骨原野，令官校掩埋之"①。为了戏剧效果，生搬硬套地将两个不同的人混淆成同一个人，刻意制造反面人物，有违历史真实性。

第二，情节的虚构有过度娱乐化倾向。真实的历史并非传媒的消遣。自古以来我国文学艺术作品常以男性视角追求英雄主义，以女性视角追求爱情，《女医明妃传》也难免此窠臼，在女医的成长过程中夹带与两代帝王之间的爱情故事。有学者指出："考虑作为古装爱情剧的定位，该剧也在避免过度堆砌史实、人物来冲淡剧情的平实性，以降低观众群体的认知难度。"②但提高观众认知度不应该以戏说历史为代价。

---

① [清] 张廷玉等：《明史》，岳麓书社，1996年版，第1847页。
② 薛志清：《浅析古装剧〈大汉情缘之云中歌〉的历史表达方式》，《当代电视》，2016年第2期，第2页。

第三，艺术审美与历史真实的平衡。"电视历史剧是历史科学和电视剧艺术审美融合所产生的独特艺术样式。"①如果只追求艺术审美而忽略历史的真实性便不能构成一部完整的电视历史剧。如今影视剧为迎合受众群体，而出现戏说化、言情化的改编版历史剧，《女医明妃传》的编剧让毫不相干的历史人物产生感情纠葛，依赖大制作、大场面的特效来满足受众的幻想，从而弱化了影视剧本身的传播价值和历史的真实性，忽视影视剧对大众的价值导向，传达错误的历史观，既是对受众的不负责，也是对整个影视剧市场的罔顾。

第四节　电视剧《老中医》

一、作品基本情况

2019 年 2 月 21 日，由中央电视台联合出品的中医药文化题材电视剧《老中医》（图 3）出现在观众视野中。该剧以中医的经典事件为主线，穿插民国历史，真实反映民国时代中医的生存状态，同时对中医师承、中医秘方、中西医之争等问题进行剖析与思考，成为中医药文化题材影视剧创新的代表。此外，该剧以写实的手法，用镜头语言向观众展示了中医药文化的博大精深以及医者仁心的鲜明面貌。电视剧《老中医》以民国时期的上海为背景，以孟河医派的名医为原型创作，讲述了孟河医派的传人翁泉海在民国中央政府发布"废止中医案"后，在上海与同人、弟子们开馆行

① 杨婧绮：《历史传记题材的影视改编研究——以〈女医明妃传〉为例》，《大众文艺》，2017 年第 11 期，第 1 页。

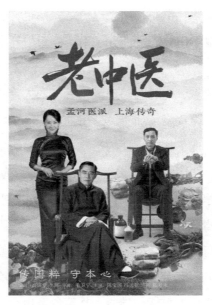

图 3　电视剧《老中医》海报

医，致力于奉献一生，保护并传承我国优秀传统文化的故事。剧中贯穿了数个医案，运用大量案例，通过望闻问切、抽丝剥茧、辨证施治等方法，既展示了中医药文化的独特韵味，又彰显了中华优秀传统文化，更使中华民族瑰宝在历经数千年的传承与发展后重新焕发出勃勃生机与活力。

二、作品中的中医药文化内容

（一）中医医疗文化

电视剧《老中医》中谈及了许多有关中医领域的经典药方，例如四君子汤，它在《方剂学》中是治疗脾胃气虚证的常用方，是补气的基本方。吴雪初对翁泉海运用补中益气汤做了解释："秦仲山患病日久，大骨枯槁，大肉陷下，五脏元气大伤，营卫循序失常，脉若游丝似豆转脉中，且舌苔全无，此乃阴阳离决阳气欲脱，回光返照之先兆也，翁泉海不用大剂量补气的人参、黄芪，也不用补阳的鹿茸、附子，而用补中益气汤以求补离散之阳，挽败绝之阴，清虚中之火，升下陷之气，不温不火，不轻不重……"秦夫人气血虚弱到极点，此时若采用大补元气的人参诸药，反而会适得其反，损伤患者气血，导致病情加重，采用补中益气汤既不损伤气血，又有救回气血的可能，体现了临床辨证的治疗方法；赵闵堂与秦夫人谈及中药讲究的是"十八反""十九畏"，相生相克，配伍严谨。"十八反"早见于金代张从正《儒门事亲》，它是指中药配伍"七情"中的相反，两种药物同用会产生剧烈的毒副作用。"十九畏"最初见于明代刘纯《医经小学》，它是指相畏，两种药物同用会抑制药物的毒副作用或功效。中医用药讲求因人而异，开方选药，最终达到天人合一。《神农本草经·序例》指出相反配伍的药物，可能危害患者的健康，甚至危及生命。药材之间会有相互作用，有的相克、有的相佐、有的相须、有的相使、有的相杀、有的相反，需要相互配合，发挥出药物的最大作用。再如，铃医高小朴在上海拜师时遇见一患者因服药后鼻衄，他让患者用头发烧灰吹鼻，这种"灰"就是血余炭。血余炭是人洗净头发后，在密闭容器中煅烧而成，具有收敛止血、化瘀、利尿的作用，不仅可以内服，也可以外用吹鼻或涂于创口。剧中人物高小朴谈到的"异病同治，同病异治"是中医学中非常重要的概念。陈寿《三国志·魏书·方技传》中有一段故事，讲的是两个府吏都头痛发烧，但一个用通大便的方法治，一个用发汗的办法治。虽然同病症，但病因不同，则需要对症治疗。张仲景《伤寒论》中讲小建中汤时提到一个人腹中急痛，一个人心中悸而烦，都可用小建中汤，虽然症状不同，但病因都是气血两虚，所以可用同一个方子。中医讲究辨证论治，要深入了解病因，才能对症治病。该剧涉及了许多中医治疗的知识，有益于观众了解与学习。

（二）中医养生文化

《老中医》中蕴含着深深的中医养生文化。例如，翁泉海在面对行将就木的病人时说道，金贵的银子与命相比，如同尘土一般。翁泉海的无奈传达出"治未病"的中医学核心理念。"未病"一词首次出现在《黄帝内经·素问》中："是故圣人不治已病治未病，不治已乱治未乱，此之谓也。"①一方面指防病于未然，强调养生，另一方面指既病之后防其转变，强调早期诊断和治疗，及时控制疾病的发展和演变。剧中也谈到"久思耗伤脾"，情绪会影响五脏。《黄帝内经》中记载"思伤脾"。久思则气结，若是思虑过度，就容易导致食欲不振。凡遇事，都应该处变不惊，合理表达情绪。翁泉海开讲堂谈及"以形补形"，说有人认为自己缺心眼，所以吃鸡心。关于"以形补形"，人们认为这是中医食疗学的特色之一，严格来说，它是取象比类思维的延展，应该辩证使用。《黄帝内经》中提及人老之时，阴阳亏虚，想要延年益寿，就需要借助外界的力量来补阴滋阴，而食物为此中介，五行、五脏、五味一一对应，缺什么就补什么，以此类推，就有了相应事物的对症下药。例如，肝脏不好的人多吃青菜、水果和富含纤维素的食物；肾脏不好的人多吃动物肾脏、鸡蛋、山药等。"以形补形"有一定的合理性，但不能全盘肯定，还是要均衡膳食、多做运动、健康养生。中医养生是以中医理论为指导来研究生命的发展规律，探究衰老的机理以达到养生保健的功效，从电视剧《老中医》中，我们不仅要掌握准确的中医知识，还应该采取科学的方法强身健体、合理养生。

剧中也有一些明显错误。例如小铃医背《黄帝内经》，发音有误，是"天食（sì）人以五气"而不是"食（shí）人以五气"，因为这里的"食"是喂养的意思。尽管有一些纰漏与争议，但《老中医》介绍了许多我们熟

---

① [唐] 杨上善：《黄帝内经·素问》，人民卫生出版社，1963 年版，第 14 页。

知的中医药文化，还是有一定学习借鉴的意义。

三、传播效果

2019 年 2 月 21 日，以中医药文化为题材的电视剧《老中医》在央视黄金档播出。一经开播，"老中医""电视剧《老中医》""孟河医派"的百度搜索指数迅速增长，其收视率突破 1%，峰值高达 1.6%，直播关注度突破 2%，市场占有率为 14%。开播不到 10 天，多平台累计播放量近 2 亿次。截至 3 月 10 日，已经播出的剧集平均收视率为 1.39%，平均收视份额为 4.99%，最高单集收视率为 1.7%。

电视剧《老中医》的热播，掀起了一股"中医热"。从"孟河医派"到国医大师们的"养生经"，引起人们对中医药文化传承的探讨，全社会对中医药行业的关注上升到了一个新的高度。2019 年两会召开前夕，《老中医》登陆央视无疑释放出政府加大力度支持中医药的信号。《中医药发展战略规划纲要（2016—2030 年）》《中医药文化建设"十三五"规划》《中医药健康服务发展规划（2015—2020 年）》等一系列国家政策的出台，为中医药发展打下了坚实的基础。

该剧虽然让观众学到了很多浅显的中医药知识，扩大了中医药的受众，但其中为了戏剧效果而设置的不少庸医角色，引起很多观众的诟病，这也是《老中医》在首播收视率破 1 的情况下，最后豆瓣评分滑到了 6.0 的部分原因。

四、经验启示与不足之处

《老中医》之所以引发热议，受诸多因素影响：

一方面，该剧画面构图符合观众视觉审美。剧中的对称式构图为该剧带来了强烈的视觉震撼，对于调整场景氛围、塑造角色形象以及推动情节发展都起到了积极的作用。在《老中医》中频繁出现画面左右对称、符合大众审美的构图。片中众多的医患、师徒、同事及夫妻间精彩的对手戏，特别是翁泉海和葆秀之间的感情戏，通过中心对称的构图技巧，让观众能够同时感知到两人情绪的波动和内心的思考。而九宫格构图通过两条垂直和两条水平的线将画面等分成九部分，把拍摄的主体置于这些线条的交汇点，进一步营造出自然而和谐的视觉效果。尤其是在翁泉海与葆秀重逢的场景中，两人的头与手正好位于九宫格的交点，不仅强调了画面的主体，也传达了他们久别重逢的宁静与和谐。此外，该剧以门窗、办公桌等物件为主要拍摄对象，将框架式构图与对称式构图相结合，赋予了画面更多的层次感和多样性，使其具有时代的气息。这种构图不仅符合当时的家居陈设风格，还带有浓厚的古朴氛围，成功地突显了中医传统文化的重要性。

另一方面，人物的家国情怀激发观众情怀。"家国情怀"是中华优秀传统文化的基本内涵之一。该剧将小人物与大时代紧密联系，体现家国情怀的大格局。例如，主人公翁泉海面对国难当头的时局，并没有选择独善其身、置身事外，而是以医术为兵戈，治疗我国远征军士兵，保护中药瑰宝"陈芥菜卤"不落入敌人手中；吴雪初宁可上吊自杀也不愿为日军研制新药；赵闵堂为不牵连其他医生，大胆承认改掉了新药药方，英勇就义等。他们不畏强暴、宁死不屈，拥有天下兴亡、匹夫有责的情怀令观众动容。再者，该剧聚焦中医药文化的发展，引起观众共鸣。中医药文化的保护与传承是《老中医》的一个核心主题。例如，主人公翁泉海在面对"神龟探病""悬丝诊脉"等"假中医"时据理力争，为中医正本清源；翁泉海力顶守旧势力的压力，对流传百年的"强肾固本汤"药方进行改良；当国民党中央政府发布"废止中医案"，翁泉海坚持不懈地与中医同人一起抵制，他认为："学术只论是非真伪，不论新旧。新之学术何尝即是？何尝即真？

而旧之学术，未必即非，更未必即伪。"①这展现出他对传统文化持有的批判性继承态度。这些事例展现出中医药文化在重重困境中的艰难图存和曲折发展。

《老中医》除了以上的成功经验，也有一些不足。首先，医者真实形象与剧情虚构存在矛盾。影视中的医者起着代表中医形象、传播中医药文化的作用，大众认为的医者形象是矛盾复杂的，一方面是有着高尚职业道德和高超医疗技术，这体现在影视剧中倾向于容易过度夸大或神化医者的专业能力；另一方面唾弃那些道德和专业水平低下的医生，这体现在影视剧中倾向于丑化医者形象，虽然在某种程度上满足了观众需求，但也加深了观众对医者的认知误解，不利于中医药文化传播。在《老中医》中，为了烘托主人公翁泉海的临危不惧和高超医技，而设计了八面玲珑、具有两面派特性的赵闵堂，油腔滑调、坑蒙拐骗的高小朴等最初的负面形象，之后他们虽改变了当初的负面形象，但先入为主的形象容易误导观众，对中医整体形象造成认知偏差，这是不合理的。其次，中医药文化的附属化与边缘化的危机。中医药文化是中华优秀传统文化的精髓与瑰宝。在中医类题材的影视剧中，中医药文化的内容必不可少，但这些中医药文化内容大多数是被当作推动故事情节发展的工具，于是中医药文化的内容为配合剧情发展而被边缘化和附属化。此外，在《老中医》中，剧中出现一些角色背诵的古籍原文有字幕错误，个别情节的设计不符合当时中医发展的实际等问题，这归咎于创作人员的准备不充分、不细致。

电视剧《老中医》虽有瑕疵，但它通过一纸药方、一场诊断，使观众由浅入深地领略到中医药文化的独特意蕴，显示了医者济世救人的仁心，饱含了浓烈的家国情怀，为我们带来了甘醇的文化回味与独特的精神洗礼。

---

① 汪汉、高昊：《传国粹 守本心——评电视剧〈老中医〉》，《当代电视》，2019 年第 7 期，第 4 页。

第五节　电影《大明劫》

一、作品基本情况

电影《大明劫》（图4）是由王竞执导，谢晓东、周荣扬担任编剧的一部深入人心的古装历史电影。它以史诗般的气魄揭示了明朝末年的混乱与绝望，向观众展示了人性、道德，以及在悲壮的博弈中如何炽热闪耀地生活。导演王竞从筹备到拍摄耗时四年，穷尽查究明末相关史料，反复校稿30余次，还原历史真相，以真实的历史背景和人物为原型，立意于反思历史、发掘社会问题。正如制片人所说："电影不仅是一面镜子，能照出光彩的东西，更是一把锤子。要砸掉镜子，看看镜子背后的东西。"《大明劫》通过历史叙事借古喻今，希望警醒观众凝视历史，以史为鉴。

该影片取材于明亡两年前的郏县之战前夕的历史事件，在凝练、写实、沉重的风格和劫数难逃的乱世背景下，由两位主人公共同奏响这曲乱世之歌，演绎出悲哀、悲戚、悲壮之末世乱象。明崇祯十五年（1642），明朝内忧外患，战乱不断，风雨飘摇，外有李自成攻打开封，逼近北京城，内有全国瘟疫横行，十室九空，百姓生活苦不堪言，整个社会陷入岌岌可危之中。大将孙传庭临危受命，携妻子冯氏来到潼关抵抗李自成的军队。但是，身强力壮的士兵受瘟疫影响纷纷病倒，江湖游医吴又可怀着济世救人之心，挺身而出，大胆提出对《伤寒论》的质疑，并自创一套祛病方法，编写了《瘟疫论》。大明江山的腐朽已到了不可医治的程度，即使有再勇猛的将领、医术再高明的医生，也无法挽回大明朝的颓势，正所谓"大明劫"，劫数难逃！

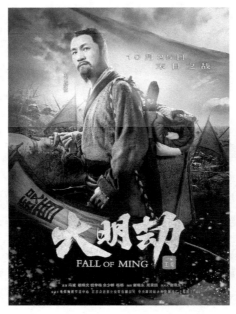

图 4　电影《大明劫》海报

二、作品中的中医药文化内容

电影《大明劫》以明末乱世为背景，聚焦于鼠疫肆虐无阻的阶段，展现了吴又可的医者形象。影片中，吴又可认为瘟疫是由疠气引起的疾病，疠气是因，而人体正气的盛衰是瘟疫起病之关键，强调"本气充满，邪不易入"。这些观点在吴又可的《瘟疫论》中有迹可循。疫邪传于人体内，吴又可善以攻下之法治之。在此之前，多数医家受张仲景《伤寒论》的影响，认为一般攻下之剂作用太过猛烈，如果使用不当，容易导致"坏证"，因此对攻下之法不敢早投多用，强调肠中有燥结才可用此方法。而吴又可的看法与之截然不同，他认为在瘟疫病变过程中邪热与燥结之间是"因邪热而致燥结，非燥结而致邪热"。"邪为本，热为标，结粪又其标也。""承气本为逐邪而设，非专为结粪而设。"①主因是邪气，燥结是一种症状，温病使用下法通便是手段，说明驱逐邪热是攻下之法的目的，如果片面强调待肠中有燥结才可使用此方法，则会导致人体阴液大亏，耽误治疗的最佳时机。因此，吴又可在使用攻下之法时不仅将大便秘结作为肠腑热结的标志，还把因邪热结滞所导致的"溏垢""胶闭""滞下"作为使用此法的表现，只要身体内里有邪热便可攻下，除邪祛积才可治疗其根本。在《瘟疫论》中，吴氏也提出此观点，说明燥结是邪热之果，邪热为燥结之因，邪热导致燥结，攻下之法，邪泄热退，气机通畅，燥结便易治疗。此法只为下其邪热，而非攻其结粪，邪热若祛，肠便无燥结。

影片中提到吴又可对于大黄的使用。宋、元时期便有了大黄治疗疫病的应用，如《辍耕录》记载："元伯颜平宋后，搜取大黄数十车，满载而去，班师过淮，俘掠之人及降卒，与北来大兵，咸病疫，以大黄疗之，全活甚众。"②吴又可在治疫中深入了解了疫邪之转变及方药应用的轻重缓急问题。他在《瘟疫论》中强调攻下泄热，首推大黄。吴又可论下时喜用承气，而三承气汤中的一味药材便是大黄，他认为三承气汤的功效都在于大黄，大黄具有"走而不守，润而能降"的功效，要想除邪祛结，便要使用大黄，并且用量需重。吴又可不仅在三承气汤中突出大黄的独特功效，也改变了《伤寒论》中茵陈蒿汤中以茵陈利湿退黄为主的观点，创制以大黄为主要药材的茵陈汤，用作清泻实热而退黄。大黄虽性苦寒，作用悍利，但具有攻积滞、清湿热、泻火凉血等功效，他重用大黄祛邪治疫是非常有

---

① 褚裕义：《试论〈瘟疫论〉的下法特点》，《湖南中医学院学报》，1992 年第 3 期，第
2 页。
② 陈谘岐：《谈吴又可的〈瘟疫论〉及其治法》，《福建中医药》，1983 年第 6 期，第
4 页。

必要的。

达原饮在影片中也常出现，更是在 2003 年非典治疗中的关键。吴又可认为通透祛邪的治法首当其冲。疫邪刚出现，邪气潜藏在人体内，既不在经脉处，也没有达到胃中，而是在伏脊之前，胃肠之后，在于膜原部位，半表半里之处，在治疗时应该注意："其时邪在夹脊之前，肠胃之后，虽有头疼身痛，此邪在经，不可认为伤寒表证，辄用麻黄、桂枝之类强发其汗，此邪不在经，汗之徒伤表气，热亦不减。又不可下，此邪不在里，下之徒伤胃气，其渴愈甚。宜达原饮。"①瘟疫初起的症状与伤寒的表征是不同的，不可以汗、下之法治疗，容易造成正气损伤，伤及津液。热邪进一步传入人体内，需要达原饮疏利透达进行治疗。吴又可治疗瘟疫讲究给邪气以出路。瘟疫刚出现，邪气存在于人体表里之间，上可透达，下可通泄，达原饮便由此而来。此方法以槟榔、草果、厚朴三味直击膜原部位，破除戾气，除去潜伏的邪气，疏通气道，散郁开结，使邪气一面从膜原之所透达于上，外出而解，一面从肠胃之处逐出，祛除。其中虽没有发汗之法，也没有攻下之法，但是却有发汗、攻下的功效，让邪气从表、从下而疏散，实现疏利透达之味。当疫气从膜原之所祛除，溢于三阳经时，达原饮三阳加法便可治疗；当疠气侵入少阳经、太阳经、阳明经时，患者所显症状各异，达原饮可用作底方，配之柴胡、羌活或葛根，不仅可以引经，使达原饮的药力分入三经，对抗疠气，使邪气消散，还可以使三味解表之药具有升发之性，让药力驶至体表，达邪于表；当疠气从膜原之处内陷，又存在于体表时，三消饮治疗最佳。用达原饮，加三阳经引经药后，加入大黄而治，其不仅具有达原饮三阳加法的功效，还可以攻下疫邪，通透上下。因此，三消饮使用

---

① 赵月：《明清温疫学派学术思想及治疫特色的研究》，长春中医药大学硕士学位论文，2023 年 6 月，第 66 页。

的最佳时机在于舌苔根部或中部由白变黄时，邪热渐入肠胃，人体表里皆病。此方法中，三阳经药让经邪向外扩散，大黄苦寒攻下，可以驱逐邪气，使邪气迅速远离膜原之所，因此有着"消内消外消不内外"之誉。

除了以上述内容为代表的中医药医疗文化内容外，本片还充分呈现了医者仁心、仁心仁术的中医医德文化，以及"不为良相，当为良医"的医者家国情怀。

三、传播效果

《大明劫》于 2013 年 10 月 25 日在中国及北美地区上映，豆瓣评分 8.2 分。2013 年，该片荣获第 9 届中美电影节开幕式暨金天使奖最佳影片奖；同年，该片获得第 16 届上海国际电影节电影频道传媒大奖最佳影片提名。2014 年，荣获第 14 届华语电影传媒大奖百家传媒年度致敬电影提名；同年，获得了第 4 届豆瓣电影鑫像奖鑫豆单元最佳影片华语提名。此外，该片获得了第 71 届金球奖最佳外语片提名。

然而，影片投资 1800 万，票房仅有 454 万，据报道："虽然该片在豆瓣等影迷网上仍然得到了很高的评分和口碑，但电影依然没有逃脱'叫好不叫座'的命运……上映一周不赚钱，在不少影院很快就面临下片的危险。最早在做这个题材的时候，就不断有人说，现在谁还看历史片啊，尤其是这种严肃题材的。"①导演表示想挑战一下自己，探讨"乱世中知识分子的表现"。

《大明劫》尽管票房成绩不佳，但仍得到了较大范围的认可、较为广

---

① 引自电影网：《导演王竞：〈大明劫〉不叫座是表达方式问题》。

泛的传播，收获了观众的一致好评。

四、经验启示与不足之处

《大明劫》高度还原明末的乱世危情，清晰梳理历史背景和人物，激发中国人对历史的追忆与感叹，对医者仁心的感佩。

首先，影片厚重的历史质感是其成功的重要因素。《大明劫》以一文一武两条人物主线推动着大明历史的发展，借"瘟疫"一事暗示大明之病，总结出明末出现的种种症结：朝廷腐败、天灾人祸等，搭建起明末的历史框架。影片追溯过往，整合碎片，还原历史，更以当代人的思维将灾难中人性的普遍弱点置于大明劫数之中。例如，士兵食不果腹，为吃信鸽不惜杀害同伴；小兵瘟疫痊愈，不愿上场杀敌只为回家陪伴家中老母；粮食主簿为自保以沙土充粮……这些可以说是大明之劫，但更是人性普遍的、真实的弱点，每个人站在历史的长河中的无奈、懊悔深深印在观众心里，引起今人的共鸣与自省。在孙传庭的人物刻画中，并未展现他与灾祸、战争如何对抗的英勇行为，甚至忽略了最为关键的历史事件——柿园之役。据《明史》记载，孙传庭出关迎敌至全军覆没，其中有退回、再战、天雨、计策等诸多波折，而影片当中没有孙传庭出关后战斗的场面，随之而来的是漫尸遍野，更多地将人物置于历史的无奈之地，展现着历史发生的必然性但又无可奈何的无力与悲哀。

其次，对中华优秀传统文化的展现。既然谈及历史，影片或多或少会涉及古代的传统文化。儒家思想占据着古代传统文化的主流地位，也是中国封建社会最为推崇和追求的社会理想。忠孝礼义是儒家思想的核心。影片中，吴又可展示了"仁"的一面，不管病人身份如何，他博爱仁厚，以治病救人为己任；孙传庭展示了"忠"的一面，他忠于朝廷，不畏战争艰险，舍己救人，战死沙场，如他自己所说："为臣者别无选择，只有报效国家，马革裹尸。"①一位是悬壶济世的医者，一位是忠君爱国的将军，书写着明末历史，以自己的方式"兼济天下"。

最后，影片对中医药文化充分而真实的展现也是影片成为经典的重要因素。作品主线故事虽然虚构了吴又可帮助孙传庭治疗瘟疫的故事，但片中的医学思想和治疫之法均有迹可循、有据可依，堪称中医药文化影视传播的典范案例。

影片剖析历史、展现文化是其成功的原因，但是也有值得探讨的地方。首先，影片缺乏观众所热衷的视觉奇观。在电影中，较能刺激观众眼球、引起观众共鸣的是一些血腥镜头，真实的战争场景更能令人印象深刻。而导演王竞删减了展现战乱和瘟疫盛行时期尸横遍野的景象，因而《大明劫》不为院线看好，低迷的排片量直接导致了票房的不尽如人意。②此外，影片里的一些情节有瑕疵。例如，粮仓主管向将军行礼时，所行的礼节并非明朝礼节而是清朝礼节；士兵使用火铳射击时会火药四溅，眼睛过于靠近枪支是不正确的，应当远离枪支。尽管影片在娱乐性和商业性上尚有欠缺，同时在一些历史细节的考据上有所不足，但足以因其文化品质而位列华语经典电影之列。

---

① 范舟：《〈大明劫〉：追忆中的历史质感》，《艺苑》，2014 年第 2 期，第 3 页。
② 魏改霞：《〈大明劫〉的隐喻性叙事》，《电影文学》，2017 年第 18 期，第 3 页。

第六节　纪录片《本草中国》

一、作品基本情况

《本草中国》(图5)是一部中医药题材的《舌尖上的中国》,它摒弃宣讲说教与枯燥传记式的呈现,以温馨且切实的视觉力量发掘并记录了隐遁的中医药文化故事,深度解析中医药文化的奇奥精髓和历史的源远流长,通过源远流长的中医药文化这一窗口,探讨中华文明中有关"生"的奥义。纪录片围绕"感动生命的奥义"的独特主题,以"中国非物质遗产中药炮

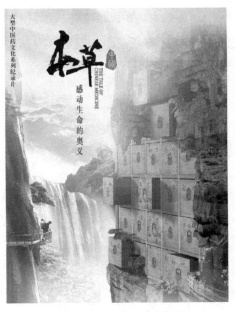

图5　纪录片《本草中国》海报

制技术及中药传统制剂方法传承人"为灵魂展开，依照"中国人生存、生活、生息的视角和方式"层层递进，诠释博大精深的中医药文化，带领观众走进神秘的中医药世界，通过发掘与整理民间的医药知识与技术，提高国人对中医药的认识，进一步推动中医药文化的传承与创新。

《本草中国》分为两季，正片共有 22 集，每集围绕一个主题展开，从现代人生活的角度出发，寻找符合中医药文化内涵的相关中药材，妙趣横生地讲述与之相关的药工、药农、药师和医师的故事。第一季分为《时间》《年华》《双面》《境界》《相遇》《根脉》《新生》《沉浮》《有情》《责任》10集正片，主要关注药材本身和处于中医药行业最基层的传承人和工作者，展示草药的采摘、炮制、配伍等环节和流程，通过此片，希望向观众普及中草药文化，向撑起整个中医药产业的药工、药师们致敬，传递他们默默耕耘的精神。第二季分为《天赐》《共生》《虫行》《毒攻》《搭档》《因缘》《寻根》《拾遗》《水火》《分寸》《殊途》《同归》12 集，延续以"本草"为核心要素，以"用药"为核心故事，讲述本草的功能、用法，展现以悬壶济世为己任的国医大师那令人叹为观止的医技和关乎生命的感人故事。通过此片，希望彰显"大医精诚"的宏大力量，渗透生命观、价值观和自然观的哲学理念。

二、作品中的中医药文化内容

（一）中医医疗文化

本草中药凝聚着国人对生命的深入洞察和深刻理解，从采集到加工的每个环节都体现着"天人合一、顺势而为"的生命观与世界观。在《时间》一集中，强调人是自然的一部分，需要自觉遵循自然规律。本草的采摘与炮制需要顺天时、静人心。在时间的把握上，有的需快采摘，有的需慢发酵，有的需时间陈化；有的成熟于特殊时节，有的季节采摘不同则药效不同。观众在感受到本草的神奇之处时，深刻领悟"天人合一""阴在阳之内，不在阳之对"的内涵，体悟每一味草药背后都有着草药人赋予的温度，彰显着中医药人对中医药文化的坚守。①中医药人在"气一元论"和"阴阳五行学说"的框架下，对草药的药性进行了深入研究并提出了整体用药、辨证施治，以及药性相生相克等多方面的用药原则。例如，在《双面》一集中，体现了辩证互生的药物原理，相同草药采用不同的炮制方法就会有不同的药用价值，如附子炮制后"化毒为药"；龙血树产的龙血竭有止血和活血的"双向调节"作用；用酒浸泡过的生何首乌具备清热和解毒的特性，而经过炮制后的熟何首乌则有助于补充精血和促进黑发生成的作用；用灶心土翻炒的山药能够补脾止泻，而和麦麸一起炒制则能健脾养胃等。再如，第五集《相遇》详细描述了中医药物使用中与本草相结合的"七情说"，包括单行、相须、相使、相畏、相杀、相恶和相反，这些都是中医用药施治的核心思想，让人们感受到中国古代哲学的独特魅力。只有对药材、药性辩证把握，才能使草药发挥出药用价值。②

（二）中医饮食文化

《本草中国》中展现了许多药食同源的本草。例如，《时间》一集中，记录了生活在浙江桐庐峨山一带的百姓以红曲为原料，烹制红烧肉、红曲烧笋等菜品；位于贵州德江土家族的百姓在冬至时节采挖天麻，酿酒烧菜；《年华》一集中，邓桂庭从山里寻来灵芝做灵芝老鸭汤，《神农本草经》一

① 王玉、乔武涛：《基于国家形象建构视角下的纪录片传播——以〈本草中国〉为例》，《电视研究》，2016 年第 12 期，第 4 页。
② 李静雯：《纪录片〈本草中国〉多元化主题的解读与思考》，《电视指南》，2017 年第 15 期，第 2 页。

书中，对于灵芝有久服"轻身不老、延年神仙"的描述，可以用来调理虚弱的体质等。此片向我们介绍了许多药食同源的本草，博大精深的饮食文化结合中医药文化，对我们的身体健康有着重要的影响。

（三）中医养生文化

《双面》一集中的芡实盛产于地势较低、湖田丰富的江南水乡，主人公张海明用多种方法烹食芡实，如芡实莲藕、芡实炖排骨等菜肴，在初秋时节食用具有开胃健脾的功能。江南一带位于长江中下游地区，气候湿润，但在梅雨季节更兼潮热，令人困闷乏力，故受气候环境的影响，江南人常有腹泻、食欲缺乏、湿痹之患，芡实产于盛夏之后，具有健脾、祛湿、涩精、止泻等功效，满足江南人对养生的需求。《时间》一集中主要以云贵地区的天麻生产为主，地势较高，昼夜温差较大，入冬有阴雨，天气潮湿寒冷，当地人常以天麻炒菜、酿酒、炖火锅以达到养生防病的效果。云贵高原一带，环境潮湿，气候多变，夜间寒冷，久而久之，当地人易患关节疾病如湿痹骨痛、关节疼痛等问题，天麻既做食物，又做药物，不仅可以缓解并改善湿痹等症状，而且天麻做酒饮用可以减轻酒多伤身的副作用。

百姓在生活中多以服用药酒、饮茶等作为养生保健的常用手段，可见"以药代茶"在养生中扮演着举足轻重的地位。《本草中国》中，"以药代茶"的现象在多处体现。例如，《时间》一集，有提到中药——霜桑叶在茶饮中使用，具有疏风散热、治疗风热感冒的功效；《年华》一集中的石斛作为茶饮，具有生津益胃、滋阴清热的功效，能够很好地缓解口干、目干、干咳不止等症状；由紫苏叶、青蒿、香薷、薄荷、葛根、苍术、厚朴、陈皮、乌药、布渣叶、山楂、槟榔、紫苏梗等三十五味中药制成的吉林甘和茶始于清代光绪年间，具有清热化湿、理气消食、解表散热等功效，对于常见的口干口淡、食纳不佳、倦怠乏力，以及防治中暑、感冒有着良好的预防效果。在《境界》一集中，描写了化橘红茶饮所带来的健康益处，特别是它在止咳和化痰方面的显著效果，人们在日常生活中用化橘红代茶，预防与改善常见的咳嗽咳痰、胃胀腹胀等症状。《新生》一集中的青蒿叶，制成茶饮用具有清热、利湿、截疟的功效，对于湿热证的疟疾有很好的治疗效果。地处潮湿闷热的人群饮用此茶可以预防中暑、疟疾等疾病。《双面》一集中，讲述了傣族百姓用龙血树的叶子来制作茶饮，其具有减轻疲劳和降低血糖的功效。

药食同源的养生文化是数千年来中华民族的智慧结晶，百姓日常的因地取材、因时取材、顺时而养的养生理念随处可见，它反映了本草与百姓的生活息息相关。

三、传播效果

自 2012 年央视出品的纪录片《舌尖上的中国》蹿红网络，中医药文化在此方面的尝试紧随其后。《本草中国》自 2016 年 5 月播出之后，不仅在形式上延续了《舌尖上的中国》的特色，更是中国纪录片史上首个通过多平台和跨媒体播出的纪录片。据报道，其预计收视范围覆盖全国超 10 亿人，首播收视率达 0.83%，网络播放次数已近百万，微博话题讨论量超过 2 亿次，豆瓣评分也高达 8.3 分，连续播出的节目收视率超越了多档热门综艺节目。《本草中国》在 CSM35 城市平均收视率高达 0.713%，在豆瓣 2017 年纪录片排行榜上，第二季《本草中国》名列前十，并获得了 9.0 分的评分。可见纪录片《本草中国》取得了极好的传播效果。

2016 年 6 月，《本草中国》作为中医类宣传片在第二届中国–中东欧国家卫生部长论坛中展映，向外国嘉宾展现中医药所蕴含的独特生命智慧和文化魅力，得到了一致赞赏，成为中医药文化相互交流的闪亮名片。2017 年 8 月，由 Discovery 探索频道全新剪辑的《本草中国》第一季国际版也陆续在东南亚、南亚等地区播出，以全新的国际口音向海外观众展现充满神秘感和文化魅力的中草药，让大众能够更多、更好地认识与了解中医药文化，更加关注和推进中医药健康事业。①

四、经验启示与不足之处

《本草中国》之所以能够成功，有赖于两方面的原因：

一方面，多元价值观念契合大众思维。首先，《本草中国》以工匠自身的视角解剖了工匠精神本身的多重魅力。有的药工仍遵循古法是希望传承祖辈流传下来的医药理念，肩负着传承责任；有的药工本着精益求精的态度选择适合炮制药材的手法；有的药工希望更多的古法被人们熟知，造福人类等。作品中蕴含的工匠精神彰显着中华传统文化的魅力，唤醒人们对于文化的传承意识。其次，《本草中国》记录着药工与本草的故事，蕴含着对本草生命的尊重。每位药工明白"取之于自然，还之于自然"的道理，在采摘本草的同时非常重视保护本草、尊重本草生命，衍生出各种仪式不仅是出于实际运用的需要，也透露出古人敬畏、尊重生命的智慧。最后，"天人合一"思想一直以来被认为是中国哲学的重要思想，《本草中国》巧妙地将天人合一的思想转化为人对自然的敬畏与守望两个意象。拜山仪式多次出现在纪录片中，土家族人在采摘天麻时的吼山，在长白山采摘野生人参时的拜山表达着药工对自然的敬畏，只有遵循自然规律，人们所需的药草才会不断繁衍。内蒙古鄂尔多斯市杭锦旗的牧民门肯斯弟一生与梁外甘草相伴，只为永远守护本草，守望亦是"天人合一"的另一种意象。

另一方面，用心拍摄，宣传得当。纪录片中草药炮制中的每个细节都用了大量笔墨的特写，拍摄形式、角度多样，用生动朴实的镜头语言、强

---

① 罗茜：《基于 5W 模式的中医药纪录片传播策略分析——以〈本草中国〉为例》，《亚太传统医药》，2022 年第 4 期，第 4 页。

烈生命力与情绪感染力的镜头画面、亲切真实的叙事表达、平易近人的叙事方式，加之磅礴大气的解说词与同期音效有机融合记录着中医本草的无限魅力，叙述饱满的生活故事，满足观众对中医药文化的充分想象。精心地编排渲染和放大这种仪式感，赋予了《本草中国》极强的观赏性。《本草中国》得到了国家中医药管理局的专业指导，由 25 名中医药领域的权威专家组成庞大的学术顾问团队参与指导，以确保影片学术方面的精准性；播出时利用网络媒体、视频网站和电视媒介进行广泛传播，充分借鉴了传统媒体和网络媒体融合的优势，并通过网络舆论的力量，使其好评如潮。①

《本草中国》取得成功的同时仍有一些值得思考的问题。

首先，在新媒体时代背景下，视频的生产和传播方式经历了显著变革，从早期 2 个小时左右的大电影，到现在半个小时时长的微电影的出现，再到数分钟的微视频的流行，由于当今大多数人生活节奏快、时间碎片化，对信息获取的形式需求较大，人们倾向于采用快速获取信息的方式，以充分利用碎片化时间。然而，视频内容的简化虽增加了受众的广度，却降低了文化传播的深度，人们对信息接收的渠道增加，获取的信息量增多，却对专业知识的了解程度降低，获取信息的记忆深刻程度降低，容易导致过目即忘的现象，知识传播的广度与深度之间的平衡关系值得深思。其次，在传播中医药文化时，其碎片化特征很容易割裂大众获取的文化知识之间的自然连贯性。快餐式获取信息具有片段化、零散化的特点，缺乏系统的思维体系和深厚的文化底蕴。只有使中医药文化的各元素之间不是彼此独立的，而是密切关联的，才能正确地、完整地认识和理解中医药知识。而

---

① 周獴：《复调结构下的〈本草中国〉：用本草讲述"中国故事"》，《北方传媒研究》，2016 年第 4 期，第 5 页。

在《本草中国》，关于中药、方剂及剂型的描述中也出现了相似的问题，在某些特定的剧集中，不仅描述了单味中草药，还涉及了中药方剂和不同剂型，但这些单味草药和方剂之间是相互独立的，并没有实际的联系。最后，在这个被称为"人人媒体"的时代，每个人都有机会成为中医药文化的发布者与传播者，若发布者自身对中医药知识的掌握不足，或者传播者对信息的识别能力不够，那么很容易导致信息的误传。《本草中国》在某些内容的传播中，有些描述可能并不十分准确，因此，提高中医药知识传播的精确度仍是我们要关注的重点。

虽然《本草中国》存在某些问题，但是它仍旧对大众理解并传承中医药文化有积极的促进作用。

第七节　纪录片《本草中华》

一、作品基本情况

《本草中华》（图 6）由第一部中医药题材纪录片《本草中国》原班人马打造而成。总导演孙虹带着一支由"85 后"组成的年轻团队，耗时两年，穿过全国 30 多个省市与地区，从深海到高山雪原，翻山越岭，道阻且艰，最终以轻快有趣、轻松活泼的基调，极富细节和情绪张力的镜头语言，以富有人文气息的叙事呈现富有传奇色彩的中华本草故事，带领观众走进神秘又富有生命力与活力的中医药世界。纪录片以神奇的中华本草为切入点，展现了中华本草的实用价值，讲述与人们的生活息息相关的本草故事，寻访与中草药有着深厚情感与牵绊的人物，展现出他们各自截然不同的生活方式与处事态度，深入探究根植于中华文化中的本草智慧。

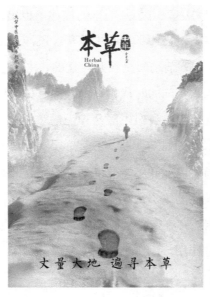

图 6　纪录片《本草中华》海报

　　《本草中华》共分为两季，共 12 集正片，第一季分为《相传》《五味》《步履》《奇遇》《功夫》《容颜》6 集，分别探讨了本草的传奇神秘、食疗并用、调理滋养、奇药轶事、驻颜有术、制法技巧 6 个方面的内容，由浅入深，层层递进，呈现了博大精深的中医药文化中天与万物、人与万物的根脉相连和命运与共的理念。第二季分为《轻重》《进退》《黑白》《刚柔》《新陈》《甘苦》6 集，一方面向观众全面展示中药材的药理特性和生产工艺，体现出中草药的生命轮回；另一方面，围绕这些药材和主题，逐步介绍药师的故事，体现出中国人天人合一的处世智慧，反映了医药人的职业光辉。

二、作品中的中医药文化内容

（一）中医医疗文化

　　中国的哲学思想长河中流淌着一种"天人合一"的观念。儒、道等诸家各有所阐释，道家认为"天"指自然、天道，此关系为天人感应，宇宙和人是相互交通的；庄子认为"人"是自然的一部分，由于人们制定了各式各样的规章制度和道德标准，这导致人们失去了与自然和谐相处的本质，变得与自然格格不入。人修行的目的是为了打碎这些加之于人身上的藩篱，将人性解放出来，重新归于自然，达到一种"万物与我为一"的精神境界。习近平总书记曾在领导人气候峰会上指出，"中华文明历来崇尚天人合一、道法自然，追求人与自然和谐共生"①。他吸收了"道法自然""参赞化育""万物一体"的生态智慧，重视"天人合一"的基本理念，继承并发展了马克思主义生态思想。在云南省建水县，人们世世代代与雨燕相伴而生，通过精湛的徒手攀岩技艺获取珍贵的燕窝；专注"蓝染"工艺的匠人们在成都当地农家改造的房屋里，日复一日地守候着几缸染料，他们每日向神祈祷、染制布匹、采集草药，犹如古代人那般生活；入寺17年的释延柏为了一身绝世武功来到少林寺，他刻苦修行却始终不得其法，最终在熬制黑膏药的禅静中找到了修行的重要法门……恰如《相传》一集中尼玛扎西家的小儿子为爷爷寻找冬虫夏草治病，扎西卓玛祖孙三代之间对采药技术的口授心传，以采集草药为生的扎西卓玛就如同高海拔山区匍匐在地的冬虫夏草，体现了人与自然的完美融合，展现了中国传统文化中天人合一思想的传承。《甘苦》一集中，主要讲述了内蒙古赤峰市喀喇沁旗牛家营子镇的桔梗、江苏苏州西山岛的枇杷蜜、重庆石柱县黄水镇的黄连以及吉林集安长白山西南麓的人参这四种草药。如张凤林夫妇居住在被称为"中国桔梗之乡"的牛家营子镇，为了给孙女攒够去北京看望父母的路费，在凌晨4点，面对零下30℃的寒冷气温，他们坚持用长达半米的叉子进行桔梗的人工采挖以保持其完整性，并在药材加工站进行机器清洗、削皮、

---

① 引自中华网：《特稿：2022，寻求人与自然和谐共生的未来》。

切片工作，晾晒后发往各大药厂，成为主治咳嗽、痰多、咽痛等病症的良药。再如西山岛 83 岁的管惠生最初为治疗自己的胃出血、胃溃疡而接触蜂蜜，坚持养蜂 50 年，熟悉蜜蜂的习性，在正月冷空气过后的两天时间里抓紧收取治疗脘腹虚痛、肺燥干咳、肠燥便秘等症状效果最佳的冬蜜。黄水镇的黄连种植户谭安财扎进无人问津的荒山，与父亲坚持几十年寻找野生黄连育种，在大山斜坡上经过 7 年培育出具有清热燥湿、泻火解毒功效的"黄连王"。①纪录片《本草中华》随处体现着"天人合一"的理念，人与自然的水乳交融，赓续中华优秀的传统文化。

（二）中医饮食文化

在《五味》一集中，介绍了辛味中药的代表——肉桂，它是我们日常生活中常用的香料。"那棵树八十多岁了，是我阿公种下的，很粗了，就是老了。"②在广西平南县，几乎家家户户都会收肉桂、晒肉桂。蒙石坚一家与肉桂世代相伴，香囊里装着的是祖宅门前那棵老树上取下的肉桂皮。肉桂又被称为玉桂，是樟科植物肉桂的干燥树皮，也是本草中著名的大热之药。其味辛、甘，性大热，有着补火助阳、引火归元之效。在中国，肉桂不仅能入食，更能入药。举世闻名的《伤寒论》第一方"桂枝汤"中所用的桂枝就是肉桂的干燥嫩枝，它有发汗解肌、温经通脉、助阳化气的功效，再加之大枣、白芍、甘草、生姜，是用于治疗风寒感冒的良药。《步履》一集中介绍了被称为"百草之王"的人参，吉林集安清河的王亚军和路君隆的寻参之旅，让人参的延续生生不息；《甘苦》一集中人参种植户

---

① 王英男、夏从亚：《探析〈本草中华〉对中医药文化诠释与传播》，《当代电视》，2020年第 7 期，第 3 页。
② 引自搜狐网：《〈本草中华〉：一味本草，一个故事，一段情》。

老梁一直致力于研究人参的种植技术。人参是诸多补气药中的一味能大补元气的本草，具有补脾益肺、生津养血、安神益智的功效。《相传》一集中居住在宁夏中宁的 69 岁张维忠和妻子郭玉珍，做了一辈子"杞农"，坚持一辈子手工分拣枸杞。枸杞味甘、性平，归肝、肾经，具有滋补肝肾、益精明目的功效。日常生活中，枸杞是非常常见的药食同源品，煲汤饮茶中可加入枸杞，具有补精益气、养颜护肤、清肝明目的效果。《容颜》一集中介绍了名贵食材茯苓。翟爱娟与父亲在安徽岳西的大别山深处种植茯苓。茯苓是多孔菌科真菌茯苓的干燥菌核，是一味药食同源的食材，被古人称为"四时神药"，其味甘、淡，性平，可以煮粥、煲汤、泡茶，具有益脾和胃、利水宁心等功效。食同药，药同人。酸、苦、甘、辛、咸是这世界的五味。五味杂陈，便是人生的本质。

（三）中医养生文化

中国古代就有用香疗养的记录，并且香在发展过程中被赋予了"信使"的意义，成为古人与上天交流的媒介。古时，香最初被用来祭祀和药用。在《红楼梦》第九十七回中写到贾母等人知晓贾宝玉旧疾复发，便点起安息香。安息香气味芳香，有开窍、安神、定志之功，醒神定魂之效。香文化在古代不断发展，成为文人贵族的生活必需品。到了宋代，人人用香，逐渐开启了属于香的时代。《轻重》一集中提到了酵母制香，也就是最为传统的药香。"酵母是药香之魂，剂量、发酵过程的温度和时间都必须由制香人严格把控。香泥在微生物的作用下发酵淳化，经过 4 小时左右的熏蒸，启封时，草药的味道得到了中和。"陕西终南山的赵秋实、赵喆父子坚守传统，传承非遗易蜇酵母制香技艺。"轻烟袅袅，缥缈间，药草的香气沁入口鼻，祛秽疗疾。"这是赵秋实一直追求的有生命的香。《容颜》一集中谈到祛斑美白的七子白、滋阴润燥的燕窝、除湿美白的茯苓、益气活血的玫瑰、清热解毒的甘草、养颜益气的麦芽糖、温经散寒的艾草，都是养生之良药。对于中国人来说，养生之美不仅依赖于外在的粉饰，更讲究恒久，由内而外。《功夫》一集中从气血双补的十全大补膏，到消食健胃的六神曲，做了详尽的解读。本草的力量不仅在于"治已病"，通过滋补养生"治未病"，这才是本草守护华夏生机的秘方。

三、传播效果

自 2016 年《本草中国》打破了纪录片的播出时段的传统模式，使得一向难受观众青睐的纪录片闯入一线卫视"920"时段，这无疑是纪录片领域的一大突破。2017 年上线的纪录片《本草中华》首次登陆东方卫视周日黄金时间，在竞争激烈的晚间电视剧时段，有数据显示，该片斩获了第四期 CSM 媒介研究 52 城 0.94％的收视率，首播上海地区收视率为 2.89％，创下卫视播出纪录片最高收视率，豆瓣评分也突破了 9.0 分。纪录片《本草中华》（第二季）继第一季播出以来，再度首播于东方卫视黄金时段，话题度始终名列前茅，豆瓣评分也高达 8.3 分，这样一部叫好又叫座的纪录片作品不仅受到网视平台的同步热推，更是受到爱奇艺、腾讯、优酷、哔哩哔哩等网络视频平台的青睐，这为"本草"系列纪录片打开了年轻化的受众市场。

纪录片《本草中华》不仅受到观众和媒体的高度赞扬，而且获得了国内外的广泛赞誉。在国内，该片在播出期间连续获得高收视率，同时在屏幕前的观众中引起了广泛的共鸣，成为中国草药文化保护和传承的重要宣传平台，并在中国电视艺术家协会表彰上获得最佳作品奖与最佳导演奖的荣誉，同时获四川电视节"金熊猫"人文类最佳系列纪录片、北京国际电影节"最佳中国系列片"等多个奖项。在国外，纪录片《本草中华》也参加了许多国际影展并获得奖项。该片内容的高价值和优越性，以及中国草药文化的深厚底蕴和广阔前景深受国内外观众的喜爱。

四、经验启示与不足之处

纪录片《本草中华》之所以深受大众喜爱，离不开以下的成功经验：

首先，不畏艰难的创作精神。《本草中华》的创作团队在拍摄前期，对多个中药材种植基地进行了实地考察，对中药材自然生长环境进行了深入细致的调查，采集了大量原生态的镜头画面，深度挖掘中药材的自然规律，精心雕琢中药材背后的感人故事，这使得《本草中华》的画面更具真实性，内容更具说服力。其次，诗意盎然的艺术魅力。《本草中华》运用高清镜头技巧营造出微妙的错落参差之感，远景、近景与特写的适时切换营造出拟人化的动态美感，由动画引入、铺陈渲染的叙事形式道出一段富有人情生趣、观来兴味盎然的本草奇缘，加之淡雅清新的言语风格、满含诗意情怀的音效配乐，创造出透物见人、托物言志的本草意境，使得镜头光影下本草的生命力浸润山水人心，提升了纪录片的艺术性。①最后，文化传承的精神内核。中医药文化是我国传统文化体系的精髓，已经有数千年的发展历史，但是在新时代背景下，人们受到诸多外来文化的冲击，对中医药文化的认可度明显滞后。《本草中华》选取了大众耳熟能详的中药材，引经据典地溯源古人用药之法，提纲挈领地提炼了中医药文化的人文意蕴，切中肯綮地传递了人与自然共生息的哲学智慧，使得人们深入感知中医药文化，紧密把握中医药文化发展脉络，推动中医药文化的传承与发展，引起观众的情感认同与文化认同，提升了纪录片的文化性。

在欣喜于《本草中华》的热播带动观众对中医药文化的关注的同时，

---

① 彭晓：《〈本草中华〉的诗意内蕴与传播价值》，《中国电视》，2020年第12期，第4页。

也不能忽视该片存在的一些问题：

一方面，内容创作模式相对单一。《本草中华》继承了《本草中国》的成功模式，在受到高清视频技术的驱动、微媒体的推动以及国际环境对中医药文化的高度关注下，地域文化内涵的挖掘更加多元化，实现了很大的突破，但同样进入了一种内容创作的模式化循环。现阶段中医药题材的纪录片创作模式是多味药材在采收、加工、炮制、验收、鉴定环节中的呈现，加之现代化药材炮制和古法药材炮制的对比。同一创作模式套用不同地域的中药材及人物故事就成了现阶段纪录片实现区分度的方式。《本草中华》主要关注河南怀药及西藏地区冬虫夏草等相关的人物与故事，而忽视了闽地区域的药材及传承至今的炮制古法，例如，三明地区的道地药材多花黄精、闽地柘荣太子参及太子参之乡、浙江景宁县畲族的畲医畲药、炮制流派的建昌帮传人及其古法传承过程中面临的机遇和困境在纪录片中提及甚少。

另一方面，制作的局限性。虽然纪录片提供了视角全面、文化底蕴深厚的中医药文化信息，但缺少亲身体验与情感的包容。在传递中医药文化的过程中，太多先进的科技展示与解说占据了大量内容，而缺乏本草文化的生动性与自然性。对于观众来说，一些内容显得过于深奥疏远或具有典型的学术倾向，难以引起人们的共鸣。

总之，纪录片《本草中华》虽然存在一些瑕疵，但它展现了丰富的中草药文化，加深了人们对国内外草药文化的诠释，传达了中华优秀传统文化充满生机的活力。

第八节　电视节目《中国中医药大会》

一、作品基本情况

由中央广播电视总台、国家中医药管理局联合摄制，中国中医科学院学术指导的《中国中医药大会》(图 7) 于 2023 年 12 月 23 日晚 8 点播出。该节目秉持"思想＋艺术＋技术"的创作理念，集结诸多权威国医大师、中医药专家、文化学者，按照中医药的历史发展脉络，借助现代科学技术，以中医药的科学价值和文化特点为内容架构，用国际化的视角，全面、立体地呈现中国中医药之大医、大德、大智、大美，深入挖掘中医药的历史渊源，凸显"赓续数千年，中医正青春"的内涵，传递健康的生活方式和养生知识，为推动构建人类卫生健康共同体贡献中医药智慧。

《中国中医药大会》共 11 期，每期 90 分钟。第一期主题为《中医之钥》，主要探讨中医科学的诊断方法的诞生；第二期主题为《未病先防》，旨在探究人类疾病防治史上的划时代贡献；第三期主题为《古今有方》，意在展现传承数千年的中医治疗方案；第四期主题为《针灸天下》，重点解析中国针灸享誉全球的科学奥秘；第五期主题为《外科先河》，重点探讨医学史上最早的麻醉手术；第六期主题为《泽被婴孺》，主要讨论儿科医学的中国解决方案；第七期主题为《中华本草》，展现植物药学为世界做出的贡献；第八期主题为《急救有术》，旨在突出大道至简的中医急救与世界贡献；第九期主题为《瘟疫防治》，意在梳理中华民族科学抗疫的历史；第十期主题为《同根同源》，旨在感受民族医药背后的多元一体；最后一期主题为《守正创新》，提出致力于护佑全球人类健康的新时代中国

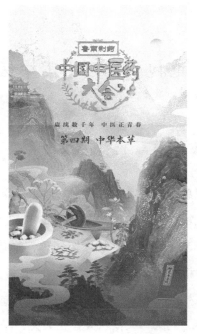

图7　电视节目《中国中医药大会》海报

中医药。通过此节目，希望更广泛地呼吁人们大胆追溯医药文明起源，全方面探寻健康妙方，积极融合思想、艺术、技术传播中医药文化，不断赓续民族精神命脉，推动中医走向全世界。

二、作品中的中医药文化内容

《中国中医药大会》介绍了许多中医技法与诊疗手段。如首期节目"医见匠心"环节中提及的四诊合参法，来自中国中医科学院的三位年轻医生在有限的时间内依据舌诊、脉诊、问诊等获取信息，来判断舞台上盲盒中工作人员的身体特征及生活习惯，将实时生成的数字成像与真人进行对比。三位医生精湛的专业技能与四诊合参中医技法的精妙令观众赞叹不已。

　　人们不断发掘中医药文化，将传统的中医药文化与现代科技相结合，体现出中医诊断现代化、信息化、数字化的趋势。科学家根据其理念研发成高科技产品"中医四诊仪"并应用于中国空间站，为航天员们在特定的外太空环境下进行综合健康测评，此仪器将医生的主观感觉变成精确的客观数据，更精准地监测人体健康。目前"中医四诊仪"已经运用到神舟十二号中国空间站中，航天员在外太空受到诸如失重、辐射、昼夜节律改变、振动噪声、密闭环境等特异性因素的影响而出现许多航天医学问题，中医四诊仪通过舌诊、面诊、脉诊等方式来获取航天员身体的参数测量值并及时进行科学化监测，保障航天员的在轨生活。中医是有机组合的一个整体，也是动态变化的，犹如人的脉搏、面色、健康程度随着春夏秋冬的更迭而不断变化，更是联系与动态平衡的，人体的各个部分相互联系，只有处在一个相对平衡的状态，才能基本达到一个相对健康的状态。"望闻问切"四诊合参是中医中最经典理论，战国时期《难经》"第六十一难"提及"望闻问切"的理念，"望而知之谓之神，闻而知之谓之圣，问而知之谓之工，切而知之谓之巧"[①]，从眼睛去看病人神态、听病人声息、问病人不适、切病人脉象，从这四个维度清楚判断所对应的疾病，即"神圣工巧"四个层次。以"四诊"为首的学习经典与不断积累思考总结对医者来说都是十分重要的。再如，"扁鹊脉学诊法"作为山东省省级非物质文化遗产的代表性项目，其传承人齐向华教授现场展示了中医脉诊技术"一指定乾坤"，在隔音状态下用手指通过连接到钢琴的钢丝，感受机械臂传达的 5 个不同标准力度敲击琴键而产生的细微差异，以此来判断出力度大小并进行排序。齐向华教授用音叉感受脉振率，体会脉中的谐振波，真正展现于细微处见精妙的中医诊技。教授深耕临床 40 余年，研究实践脉学 30 余年，在继续

---

① 马维骐：《〈难经〉与闻诊》，《陕西中医》，1993 年第 9 期，第 1 页。

沿用扁鹊脉学诊法的基础上不断创新，将传统脉法与现代科技相结合，从而构建起"系统辨证脉学"体系。它将传统脉象从空间、压力、速度、温度等多角度进行分解并重新整合为 25 对脉象要素，注重手指感觉功能的开发、分化，建立各种脉象要素感觉"情景记忆系统"及诊查疾病过程中客观"证据链"。齐向华教授不断传承并创新研究脉学智慧，真正做到"凡诊者，必知终始"。他讲解的用温水和牛奶训练指感的小技巧，中医脉诊"布指""中指定关"等基础操作更让我们感受到中医脉学文化的博大精深。

中医"天人合一"的经典智慧不仅涵盖阴阳五行，更涵盖了"五色通天"等知识。中医基础理论中的五行——木、火、土、金、水，对应着五色——青、赤、黄、白、黑，五味——酸、苦、甘、辛、咸，五脏——肝、心、脾、肺、肾等，与之对应的是春、夏、长夏、秋、冬五季。可见，它不仅强调人本身是一个整体观念，也强调人的五脏与自然界相对应，人与自然界是一个有机整体，治病养生不仅仅考虑人体内某脏某腑或者一个完整的人，更要考虑所处的自然环境等诸多因素。岐黄学者史大卓教授用通俗易懂的话语解释中医药学中的整体观、变化与联系，中医经典中阴阳关系的互根互用、消长平衡、对立制约、动态平衡正是其整体观的体现。此外，"方"字代表稳定、规整与安定，方剂不仅是中医慎思明辨的集中体现，也是中医辨证论治思想的集中展示。它以中医独特的辨证论治思想为指导，通过药物君臣佐使配伍来促进身心健康和疾病康复。节目中表现了方剂与歌舞艺术相结合的创新表演；北京中医药大学在读留学研究生巴永丽表演方剂的记诵之法；樟帮制药工人再现水泛丸人工制剂工艺；国医大师王庆国的研究生邵威参与限时精准寻找打乱方剂的比赛；微循环专家、第十二届世界微循环大会主席韩晶岩从现代科技的视角阐释中药方剂的作用机制；中医智慧与现代科学联手破解中医经典方剂的治病原理……让我们了解到中医治疗方法的传承与创新，领略到中医药所蕴含的文化内涵与科学价值，领悟到方剂对于中医药领域及中医药学子有着非常重要的意义。

中医养生文化从古至今受到人们的青睐，节目中的现代舞蹈糅合八段锦，优雅的动作、唯美的诗词展示着柔中有筋骨、韧中有力道，抒健身之情志，通天地之气韵的中医药文化，八段锦的练习更是从医院深入到寻常百姓家。史教授团队对于主持人面部的望诊谈到"其华在表""胖人多痰湿""饮食有节""发为血之余"等中医知识，科普肥胖体质人群少吃生冷等养生知识，让更多人受益于中医药的智慧。

《中国中医药大会》致力于让全球更多的人认识和了解中医，从而更好地接受中医药学的健康理念，共同推动中医药文化的传承与创新。

三、传播效果

《中国中医药大会》播出后，引发观众和网友的广泛热议，受到中医专家的称赞。例如，国医大师刘志明说："《中国中医药大会》集结了百余名中医药领域的专家学者，节目借助现代科技手段，全面、直观、立体地展示了中医药本乎自然之医理，薪火赓续之医技，精诚医者之仁心，探寻中医药文化跨越千载，仍生生不息、历久弥新之力，深刻揭示了中医药文化的精神内涵。相信节目的播出能使中医药文化更加深入人心，为世界认识中医药文化和中华文明提供契机，也为全人类的健康贡献中医智慧。""节目以普通大众尤其是青少年观众喜闻乐见、可互动体验的方式，帮助大家领略中医药背后璀璨的华夏文明，体味其中深邃的东方思维，对于重塑中华优秀传统文化认知，可谓是一次积极有益的探索。"[1]中国中医科学院中国医史文献研究所研究员肖永芝说道："全国各地的观众，中医学子也都（对此节目）赞不绝口。"

---

[1]《大型文化节目〈中国中医药大会〉首播》,《中国中医药报》, 2023 年 12 月 25 日。

据统计，节目播出后，视频观看人数持续增长，其中网络端触达人数超过 3 亿人次，电视端触达人数超过 3700 万人次。微博热搜话题量居于前列，热搜词条登上微博主榜，数量在同类节目中排名第一，节目主话题"中国中医药大会"登上微博综艺影响力榜第一位，微博话题阅读量累计3.05 亿人次，央视频 24 小时内的播放量超过 140 万，全网累计热搜 46 次。可见，该节目深受广大观众喜爱。

四、经验启示与不足之处

《中国中医药大会》以习近平总书记的重要讲话精神为遵循，以大力传承并发扬中国传统文化为落脚点，向世界展示了中医药文化的魅力，讲好中医药故事，发扬中医药精神。首先，该片秉承"思想＋艺术＋技术"的融合理念。节目用位于中心位置的 360 度旋转主舞台串联起各个流程；通过"古今廊桥"将三大舞台联结成为一个整体，仿佛古今相通，展现了中医药文化的包罗万象；开篇的乐舞《望闻问切》沉浸式融入"望闻问切"四大医之纲领；环环相扣的故事情节解读跨越千年的诊疗之术……这些无不体现着思想艺术与技术理念的紧密结合，真正实现将中医知识与理念深深刻印在人们心中。其次，该片以多角度呈现中医药文化。节目以秀演开篇，知名舞者张傲月化身为中医馆的管理员，意外地与"望闻问切"的雕塑作品共舞，融入"八段锦"经典动作等带来极为震撼的视听效果；以医为钥，通过"四诊合参"的方式，邀请"盲盒"里的男性工作人员通过体形、饮食、睡眠等多角度进行中医证候的推测，高准确率的中医式扫描展现中医的奥妙；紧扣"新"字，以"宝葫芦"为模式开启中医药宝藏世界，创新运用技术与创意舞台，融合 AR 等高科技让观众直观感受中医药背后的悠久历史。这些融合技术与医术的舞台表演，多维度、多视角、全景观发掘中医药文化，展现着中医药文化之美。最后，该片深层次立意，传承中医药文化的内涵。节目深入挖掘中医药文化知识，感知中医药文化背后的精神与内涵。嘉宾在分析药方中的多味中草药时，指出多种草药的不同功效，其"君臣佐使"的角色分配与"进退存亡，不失其正"的传统文化智慧不谋而合；中医诊断逐渐现代化、信息化、智能化都是中国传统文化"合"思想的集中体现；药方根据身体状态不断调整变动则是哲学思想中的恒动观……运用简洁的文字、质朴的原理揭示对世界观、价值观的深层思考。

《中国中医药大会》深受观众喜爱，但同时也出现了与其他中医药文化类节目类似的问题。例如，严肃科学的中医类节目过度娱乐化，为了实现受众的视觉享受，创作者以娱乐为核心来策划节目；受众缺乏中医的基本常识，受众人群形形色色，不乏中医学子及其他对中医药文化完全陌生的观众，许多观众通过节目了解到的是中医知识的碎片化信息，并未能全面了解中医的系统理论知识；媒介缺乏有效的内容审查，为了满足广告商的利益和观众的期望，制作的内容失去了其作为健康类节目的价值，甚至捏造不实信息误导观众。尽管学者们采用了浅显易懂的方法来传播中医知识，但在知识的传播过程中，可能会出现更多的随意性，这可能导致传播的知识与原有知识之间的误差率增加。因此，媒体机构在内容制作和审核方面需要更加努力。

总之，该节目按照中医药的历史发展脉络，以中医药为人类贡献的科学价值与文化特点进行内容架构，用亲切动人的语态、国际化的视角，全面、立体地呈现中医药文化，让更多人受益于中医药的智慧。

第四章　中医药文化影视传播的问题与对策

新世纪以来的中医药文化影视传播，在国家战略政策因素、社会因素、市场商业因素、文化环境因素等内外部多方面原因的叠加作用下，整体上呈现出了不同以往的一些新局面，具体表现为：首先，相较以往作品整体数量增多；其次，有传播力、影响力的作品不时涌现；再次，影视作品充分利用互联网等新的媒介形态进行二次传播；最后，社会对其整体的关注度在不断提升。同时，也必须清醒地认识到中医药文化相较于中华优秀传统文化的其他重要组成部分，在利用影视媒介传播时还存在许多问题和不足。本章在调查问卷的基础上，借鉴西方传播学经典理论，针对中医药文化影视传播当前存在的问题，提出了一些对策和解决思路。

第一节　中医药文化影视传播
在大学生群体中的调研报告

一、问题的提出

中医药文化的传播是新时代中国特色社会主义事业的重要内容，是中华民族伟大复兴的重要组成部分。传承祖国传统医药文化工作，既可以不断提高中医药临床疗效，扩大中医药对于广大人民群众的服务范围，又可以积极弘扬大医精诚的高尚风格，为促进社会和谐、民族自信、民族凝聚力和向心力做出新的更大贡献。中医药文化的传播，对于发挥中医药原创优势、推动我国生命科学实现创新突破、弘扬中华优秀传统文化、增强民族自信和文化自信、促进文明互鉴和民心相通、推动构建人类命运共同体，都具有重要意义。

党的十八大以来，以习近平同志为核心的党中央高度重视中医药文化的传承与发展，明确提出"着力推动中医药振兴发展"。国务院颁布的《中医药健康服务发展规划（2015—2020 年）》要求发展中医药文化产业，创作科学准确、通俗易懂、贴近生活的中医药文化科普创意产品和文化精品。2021 年 7 月，国务院相关六部委再次联合发布《中医药文化传播行动实施方案（2021—2025 年）》（以下简称《方案》），就未来 5 年持续推进中医药文化传播，特别是中医药文化影视传播工作做出了重大部署。《方案》围绕"深入挖掘中医药文化精髓、推动中医药融入生产生活、推动中医药文化贯穿国民教育始终、推进中医药文化传播机制建设"四个方面，提出了11 项具体任务，要求"加强中医药题材文艺创作……创作一批承载中医药文化内涵的中医药题材纪录片、动漫、短视频等文艺作品，讲好中医药故事"，"引导各中医药学术机构组织和专家学者等积极参与中医药文化传播工作，培养造就一支政治过硬、专业突出、求实创新的中医药文化传播工作队伍，构建能力突出、结构合理、梯次分明的人才体系"。结合上述两个任务，《方案》明确将中医药文化影视传播作为重点工作之一。

自 2019 年年末新冠疫情暴发以来，虽然中医药在防控抗击新冠疫情中发挥了不可替代的重要作用，但同时在网络媒体（包括各类自媒体）上出现的针对中医药的认知和态度差异以及一些不和谐的声音充分表明，中医药的重大价值和作用还远未得到国人的一致认同，这一现象在某种程度上主要归咎于中医药文化传播工作的相对滞后和不到位。作为中华优秀传统文化不可分割的一部分，一般而言，中医药文化由中医药精神文化、中医药行为文化、中医药物质文化三部分组成①，以传世文献资料、历史文化遗存、民间传说故事等为载体保存至今。中医药文化影视传播，即是以电影故事片、电视剧、影视纪录片、电视节目等具体影视形态，通过影视媒介传播中医药文化的一种媒介传播活动。影视作为 20 世纪以来最为重要的大众艺术形式和大众传播媒介，同时也是最具世界性的大众传播媒介，如好莱坞电影除了在全世界赚取高额票房外，通过影视媒介和影视作品带来的文化输出与传播更是非常强势。以上这些都决定了影视媒介是中医药文化传播不可忽视的重要途径之一。

　　研究影视媒介与中医药文化之间的关系，可以为中医药文化传播策略与效果研究提供新视角和新思路。一般而言，通过影视媒介传播中医药文化具有受众面广、通俗易懂、易于接受、传播机制运作较为隐蔽等特点，具备强大的"潜意识传播"②能力。新世纪以来，虽然陆续涌现出《大宅门》《神医喜来乐》《本草中国》《大明劫》等优秀的中医药文化题材影视作品，但与同属中华优秀传统文化的武术文化相比，中医药文化与影视媒介的结合程度显然逊色不少。相较于图书、报纸等传统媒介，影视媒介在当代社会信息传播和文化认知中扮演了至关重要的角色，对青年群体特别是大学生群体影响巨大，同时又因其"隐性"的传播机制，通过场景植入、对白植入、情节植入、形象植入和理念植入等方式与影视作品结合，从而取得较好的传播效果，例如功夫电影对武侠文化在全世界范围内的传播。猫眼研究院发布的《2021 中国电影市场数据洞察》显示，20—24 岁年龄

---

① 张其成：《中医文化学》，人民卫生出版社，2017 年版，第 2—4 页。

② 潜意识传播是将潜意识理论与传播学结合后的产物，其特点是能够克服受众个体对信息传播目的的审查与抵制，从而提高信息传播的效率，促进信息传播的效果。影视媒介符合潜意识传播的要求和特征。

段的观众于 2020 年和 2021 年连续两年成为电影消费市场占比最高的年龄群体，分别为 26.2% 和 25.9%，[①]而在校大学生（包括本、专科生以及研究生）正是这一年龄段中国电影消费群体的重要组成部分。可以说，大学生群体是我国当前最为活跃且最为重要的影视受众群体之一。同时，作为未来国家、社会发展进步的中坚力量，大学生群体能否通过影视媒介获取中医药文化信息，从而建立起对中医药学的正确认知和积极态度，对未来中医药文化传播工作乃至整个中医药领域的生存发展均至关重要。因此，为深入了解当代大学生群体对中医药文化影视传播的认知状况，同时厘清已有中医药文化题材影视作品在大学生群体中的传播现状和传播效果，进而落实国务院《方案》的要求，推动未来中医药文化影视传播工作，特展开此次调研工作。

二、调研概况

本次调研采取在线电子问卷的形式。为了更加全面地了解和评估大学生群体对于中医药文化影视传播的认知，了解中医药文化在大学生群体中的传播效果，此次调研覆盖了全国除西藏和台湾以外的所有省份（含直辖市），面向全国在校大学生（包括本、专科生与研究生），共计 120 余所大学，包括双一流建设高校、普通高校、高职院校等学校层次，分布如下（图 8），参与调研者性别比例适中（图 9），各年级分布适中（图 10），所在专业涵盖 14 个学科门类，人文社会学科与自然科学学科分布合理。本次调研有效问卷 1258 份，样本数量达到预期。

---

① 引自"猫眼研究院"：《2021 中国电影市场数据洞察》。

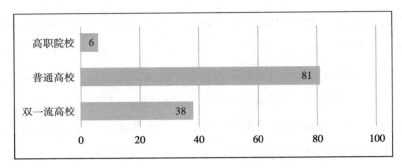

图 8　调研对象所在高校层次分布情况

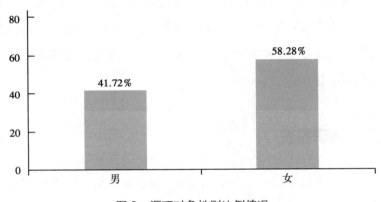

图 9　调研对象性别比例情况

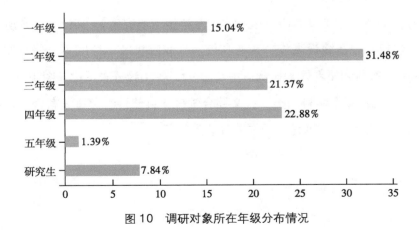

图 10　调研对象所在年级分布情况

　　通过已有的"中医药文化传播"类调研，我们发现，大学生对中医药政策法规与文化的首要了解渠道是网络、广播电视、短视频等传播平台，其次是老师与朋友宣教，再次是学校法律政策类课程（图11）。学生认为最适合中医药文化推广的手段有旅游参观、网络推送、电影电视和课堂教育（图12）。同时，大学生群体对中医药文化的认知和态度会受到相关影视作品的影响。

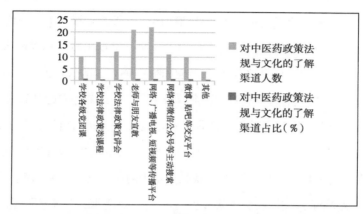

图11　大学生对中医药政策法规与文化的了解渠道

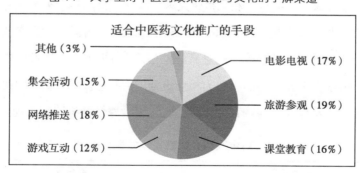

图12　大学生认为最适合中医药文化推广的手段

　　因此，我们调研的主要关注点在于：第一，当代大学生群体对于中医药文化和中医药文化影视传播的基本认知和认可状况如何？第二，优秀中医药文化题材影视作品在当代大学生群体中的传播效果如何？第三，大学生群体对未来中医药文化影视传播有哪些意见和建议？

三、现象问题

（一）对中医药文化和中医药文化影视传播的认知和认可

1. 大学生群体整体上对中医药文化感兴趣但不太了解

党的十八大以来，在习近平总书记提出的"文化自信"思想以及党和政府"大力弘扬优秀传统文化"等一系列精神和主张的号召之下，当代大学生群体整体上对中华优秀传统文化包括中医药文化呈现出较为积极的态度。据调研数据显示，对中医药文化不感兴趣和很不感兴趣的仅占到 12.05%，而 87.95% 的受访大学生均表示对中医药文化有兴趣，其中感兴趣和很感兴趣的占到了 36.29%（表 1）。在引入性别变量进行交叉分析后可知，不同性别大学生人群对中医药文化感兴趣比例差异不大。在引入学科专业变量进行交叉分析后令人意外的是，自然科学类专业学生中对中医药文化感兴趣人数比例（89.9%）略高于人文社会科学类专业（87%），若剔除"一般感兴趣"这一选项后，仅计算"感兴趣"和"很感兴趣"两项，自然科学类专业和人文社会科学类专业相应人数占比分别为 44.1% 和 32.5%，自然科学类专业学生中对中医药文化感兴趣的整体比例更高。这说明具备极强科学属性的中医药文化对自然科学类专业学生的吸引力相对更强。由此也提醒我们，中医药文化影视传播中，不能仅仅强调其文化属性，其科学属性同样不容忽视。

表 1　对中医药文化感兴趣的学生比例

学生态度	百分比
很不感兴趣	2.41%
不感兴趣	9.64%
一般感兴趣	51.66%
感兴趣	27.66%
很感兴趣	8.63%

与大多数调研对象对中医药文化感兴趣的态度形成明显对比的是，超过一半的受访者表示对中医药文化不了解。这一结果表明，向大学生群体传播中医药文化信息和知识刻不容缓。在引入性别变量后发现，男性受访者对中医药文化的整体了解程度明显高于女性（表2），这可能和男性大学生与女性大学生对历史文化的兴趣和了解程度不同有关。在引入学科专业变量进行交叉分析后，亦发现自然科学类专业学生中了解中医药文化的人数占比（58.1%）显著高于人文社会科学类专业学生（43.5%）。这可能与医学、中医学两类自然科学专业学生中了解中医药文化的人数较多有关。

表2　不同性别调研对象对中医药文化的不同了解程度

了解程度	男	女
不了解	41.21%	59.17%
有一定了解	53.94%	40.17%
非常了解	4.85%	0.66%

2. 大学生群体认为影视媒介适合传播中医药文化，能够从中获取中医药文化知识

在对待中医药文化影视传播的态度方面，调研结果表明：大学生群体整体上对中医药文化影视传播的认可度较高，有73%的调研对象认为能够从中医药文化题材影视作品中学习了解到中医药文化知识。此外，在调研对象希望通过影视媒介获得的中医药文化各类知识中，占比最高的是"中医药健康文化知识""中医药历史文化知识"。同时，至关重要的是，有70%的调研对象认为中医药文化题材影视作品能够影响其对待中医药的态度（表3）。另外，值得重视的是，49%的受访者表示他们会相信"某些影视作品中对中医药疗效的夸张呈现或艺术化处理"。这意味着，在进行中医药文化题材影视作品创作时，务必坚持中医药文化内容上的"守正"与影视媒介表现上的"创新"相结合的原则，创作出承载纯正中医药文化内容的影视作品。否则，为了满足观众对中医药的猎奇心理，以"艺术虚构"为挡箭牌对其一味夸张、歪曲反而会误导观众，玷污伟大的中医药文化。①

表3　大学生对中医药的态度和认知受中医药文化题材影视作品的影响程度

有无影响	百分比
是	70.16%
否	11.76%
不确定	18.08%

　　在对中医药文化有了解的大学生群体中，影视媒介和网络媒介是其了解中医药文化的主要渠道，占比分别为67.5%和71.4%。再结合75.5%的受访者更愿意选择网络短视频作为了解中医药文化的网络新媒体渠道可知，影视（包括网络视频）媒介是大学生了解中医药文化的主要媒介渠道，并且86.6%的受访者认为影视媒介非常适合传播中医药文化。同时，受访者认为纪录片是最适合传播中医药文化的影视形态（表4）。这一方面因为纪录片作为文化含量最高的影视类型受到大学生喜爱，另一方面也因为近年来《本草中国》《本草中华》等优秀中医药文化纪录片热播效应的带动。另外，科普讲座访谈类、生活服务类、娱乐综艺类等是调研对象较为愿意接受的获取中医药文化知识的电视节目形态（表5）。综上可知，大学生群体不仅认为影视媒介适合传播中医药文化，而且其对中医药文化的认识和了解主要依赖于影视（包括网络视频）媒介。这也充分验证了影视媒介在当今社会文化传播领域的强势地位和不可替代的重要作用。

---

① 例如，一些宫斗剧中对麝香、红花等药材功效的夸张表现已经招致专业人士的批评，他们认为这会误导观众对中药的认识。

表 4　大学生认为的适合传播中医药文化的影视形态

影视形态	百分比
电影故事片	68.99%
电视剧	45.3%
纪录片	78.43%
电视综艺节目	45.69%
网络综艺节目	38.45%
其他	0.89%

表 5　大学生获取中医药文化知识的电视栏目

电视节目	百分比
科普讲座访谈类	59.8%
娱乐综艺类	55.5%
生活服务类	59.92%
新闻纪实类	51.33%
其他	1.14%

（二）中医药文化影视传播的现状和效果

1. 大学生群体对优秀中医药文化题材影视作品有一定的了解

中华人民共和国成立以来，不同时期我国陆续涌现出一些优秀的中医药文化题材电影故事片、电视剧、纪录片等，近年来的电视剧《女医明妃传》、纪录片《本草中国》等是最新代表，这些作品在播出期间取得了良好的收视率（点击率），引发社会热议①。大学生群体对这些优秀中

---

① 据统计，《本草中国》首播取得了平均 0.83% 的高收视率，更被韩国 KBS 电视台引进韩国播放。《女医明妃传》CSM52 城平均收视率高达 1.2%，同时其累计网络播放量逼近 70 亿，微博相关话题引起近 300 万讨论，40 多亿阅读量。

医药文化题材作品的态度和认知能够说明这些作品在大学生群体中的传播效果，对此进行统计分析可以更好地指导今后此类题材作品的创作和传播。

问卷相关问题列出中华人民共和国成立以来优秀中医药文化题材影视作品共 11 部①，豆瓣网友平均评分高达 7.7。调研对象整体而言对这些作品有一定了解，其中《大宅门》《女医明妃传》《神医喜来乐》三部电视剧占比较高，均超过了 30%（表 6），对上述 11 部作品均表示没看过的大学生仅占 3.17%。这意味着对于这些中医药文化题材影视作品而言，电视剧在大学生群体中的影响力相对是最大的。然而，也必须看到，相对而言，同类题材电影作品的影响力和传播效果较差，这是今后应该着力解决的问题。另外，在观看这些作品的时候，有 78.4% 的受访者表示自己明确地意识到这些作品的内容与中医药文化有关，但当问及作品中的中医药文化内容是否是他们选择观看这些作品的决定性因素时，仅有 37.4% 的人选择"是"，62% 的人选择"否"或者"不确定"。同时，调研结果亦表明，调研对象观看这些作品的首要目的是"休闲娱乐"（占比高达 77.8%），获取中医药文化知识是第二位的选择，而作品中最吸引他们的要素是"故事情节"（占比高达 67%）。这说明，对于大多数受访者而言，这些中医药文化影视题材作品最吸引他们的并非里面相关的中医药文化内容，影视艺术作为大众艺术的娱乐功能才是他们选择这些作品的首要原因。因此，对于中医药文化影视传播而言，影视媒介的文化传播功能必须与娱乐功能紧密结合，从而通过寓教于乐的方式润物于无声之中，否则往往会适得其反。

---

① 这些作品分别为：电视剧《大宅门》《神医喜来乐》《女医明妃传》《老中医》；电影《刮痧》《大明劫》《推拿》《李时珍》《华佗与曹操》；纪录片《本草中国》《本草中华》。

表 6　中医药文化题材相关影视作品在大学生群体中的观看率

优秀作品	百分比
电视剧《大宅门》	34.39%
电视剧《神医喜来乐》	43.91%
电视剧《女医明妃传》	44.92%
电视剧《老中医》	20.56%
电影《刮痧》	14.47%
电影《大明劫》	7.87%
电影《推拿》	21.83%
电影《李时珍》	20.56%
电影《华佗与曹操》	10.28%
纪录片《本草中国》	24.87%
纪录片《本草中华》	19.54%

2. 大学生群体对中医药文化影视传播现状与效果并不满意

调研结果显示,调研对象对目前中医药文化影视传播的现状并不满意,认为整体效果较为一般。调研结果显示,认为当前中医药文化影视传播效果"很好"和"较好"的人数占比仅有 37.81%,将近 60% 的人则认为"一般"和"较差"(表 7)。究其原因,"有影响力的优秀作品较少""影视行业对中医药文化题材不够关注""中医药文化娱乐性不足"是占比前三的选项(表 8)。可能正因上述原因,有 45% 的调研对象坦言自己目前并不会主动观看中医药文化题材影视作品,故而有 87% 的调研对象认为十分有必要进一步加强中医药文化影视传播的深度和力度。

表 7　大学生对目前中医药文化影视传播的整体效果评价

效果评价	百分比
很好	13.32%

效果评价	百分比
较好	24.49%
一般	49.11%
较差	9.64%
不确定	3.44%

表 8　大学生认为当前制约中医药文化影视传播的主要因素

主要因素	百分比
有影响力的优秀作品较少	77.54%
影视行业对中医药文化题材不够关注	71.83%
中医药文化娱乐性不足	44.92%
大明星、高投资、大制作的作品较少	31.85%
其他	3.3%

（三）中医药文化影视传播前景和未来预期

1. 新冠疫情促使大学生群体主动关注中医药文化

尽管调研对象整体上对中医药文化影视传播的现状和效果并不满意，但大多数调研对象对中医药文化影视传播的前景表示较为乐观。调研结果显示，71%的调研对象认为新冠疫情会促使他们主动关注中医药文化题材影视作品，并且他们希望从中获取到中医药健康文化知识、中医药历史文化知识、中医药的神奇疗效等相关中医药文化知识（表9），从而获取更多的健康知识，促进自身的健康水平。

表9　大学生通过观看中医药文化题材影视节目希望获取到的知识

知识类型	百分比
中医药健康文化知识	78.89%
中医药历史文化知识	57.65%
中医药的神奇疗效	54.87%
救死扶伤的医德医风	54.11%
名医的传奇人生	45.89%
其他	0.63%

2. 巨大的题材空间使前景较为乐观

另外，调研结果虽然显示，65%的调研对象认为当前中医药文化题材影视作品和武侠功夫文化题材影视作品相比，在数量和质量上均存在较大差距，但是77%的调研对象认为未来中医药文化能够像武术文化（功夫文化）等优秀中华传统文化那样与影视媒介紧密结合，创作出大量优秀影视作品，实现更好的传播效果。支撑这一看法的主要原因在于，65%的调研对象认为中医药文化作为影视创作的题材资源并没有得到充分挖掘和呈现，尚具有很大的提升空间。的确，包罗万象、博大精深、纵贯古今的中医药文化资源堪称影视创作的题材富矿，还远未得到充分的挖掘。

3. 与综艺节目相结合是未来中医药文化影视传播的新趋势

近年来电视或网络综艺、文化益智、真人秀等节目风靡一时，尤其受到大学生群体的关注和喜爱。如果未来将中医药文化元素植入这些影视节目形态中，使中医药文化与热门综艺紧密结合，前景会如何呢？对此，79%的调研对象表示非常愿意观看类似《中国诗词大会》那样的以中医药文化为主题的文化益智类电视节目（表10）。同时，77%的调研对象表示，热门电视或网络综艺娱乐节目（例如《向往的生活》《极限挑战》《爸爸去哪儿》等）完全能够植入中医药文化内容，他们对此举亦表示非常欢迎。

表 10　大学生观看以中医药文化为主题的电视或网络节目的意愿

意愿	百分比
是	79.65%
否	20.35%

四、对策与建议

为了弥补在线问卷定量有余、定性不足的缺陷，此次调研针对"如何促进中医药文化影视传播"设计了线下座谈环节，以期与定量为主的线上问卷相互补充。针对中医药文化影视传播中存在的问题，提出如下建议：

1. 落实顶层设计，让影视媒介更好地担负起文化传承的重大使命

国务院相关六部委联合颁布的《中医药文化传播行动实施方案（2021—2025 年）》为今后一段时期中医药文化影视传播做了基础性、战略性的顶层设计。各省市宣传部门、广电部门在充分尊重市场规律的前提下，应通过政策倾斜、资金扶持等多种措施引导影视行业关注、重视、选择中医药文化题材作品，针对优秀中医药文化题材影视项目创作给予扶持引导，鼓励支持影视从业者开展中医药文化专题影视创作，努力创作出思想精深、艺术精湛、制作精良的中医药文化题材影视作品，用影视媒介讲好中医药文化故事，充分发挥中医药文化特色优势，推动新时代中国特色社会主义文化繁荣兴盛。

2. "守正"传播内容，"创新"传播形式

党的十八大以来，习近平总书记深刻把握新的时代特征，提出"守正创新"的明确要求。这一要求为未来的中医药文化题材影视创作指明了方向和根本遵循。就题材内容而言，要通过不断加强中医药文化研究阐释工作，深刻阐明中医药学的哲学体系、思维模式、价值观念与中华优秀传统

文化一脉相承，深刻认识传承发展中医药文化是弘扬中华优秀传统文化、推动中医药传承创新发展的实践需要；进一步挖掘整理中医药蕴含的中华文化内涵元素，确立中医药文化精神标识，笃守中医药文化正道，选择内容纯正、笃厚的中医药文化元素，作为影视创作的题材和内容，充分运用影视媒介对其进行符合时代化、大众化、创新性要求的阐释。不能为了片面追求收视率和娱乐性，选择含有封建迷信、玄幻等内容的中医药文化糟粕，或故意歪曲夸大中医药的功效、疗效以满足受众的猎奇心理，从而正本清源，净化中医药文化题材影视作品。就传播形式而言，立足于中医药文化精髓，与时俱进，不拘一格，创造性运用多种影视媒介形式，努力探索、创新中医药文化影视作品的类型、样式、边界，用深受广大观众欢迎的多种影视节目形式，传播中医药文化精髓。同时，务必处理好"守正"与"创新"的辩证关系，以"守正"驭"创新"，在传播内容"守正"的基础上积极探索传播形式"创新"，大胆跳出电影、电视剧等传统影视形式，大胆探索中医药文化与网络短视频、网络综艺节目等新形式结合的可能性。

3. 充分挖掘中医药文化精髓，尊重影视媒介特性，坚持内容至上

在线下访谈中，青年受众作为调研对象在谈及"对促进中医药文化影视传播的建议"这一问题时，"文化""视频""内容"成为词频位居前三的关键词（图 13）。这给我们的启示是：首先，就关键词"文化"而言，务必进一步充分挖掘中医药"文化"精髓。作为兼具科学与文化双重属性的中医药学，其科学价值的充分实现必须以其文化价值的充分实现为前提和基础。用影视媒介讲好中医药文化故事的前提是必须从历史悠久、内容博大精深的中医药文化宝库中不断挖掘出"文化宝藏"。这是中医药文化研究者、科普工作者的历史使命。其次，关键词"视频"提醒中医药文化影视传播工作者务必充分注意影视媒介、视频载体的媒介属性。著名媒介学者尼尔·波兹曼认为，传播媒介依据自身的技术性能、设计选择和淘汰

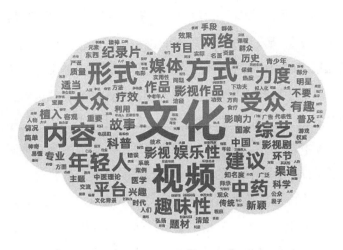

图 13　关键词词云

标准，从技术上对信息进行把关和过滤。①这一看法提醒我们，必须从中医药文化中选择与影视媒介视频特性相适应的要素，才能充分借助影视媒介实现其传播诉求，如果罔顾影视媒介的媒介特性，忽视影视媒介隐性传播的比较优势，就会适得其反，难以取得较好的传播效果。最后，就关键词"内容"而言，"内容为王"是影视行业的铁律，是市场的基本法则。无论是主流意识形态宣教还是文化传承传播，要借助于影视媒介，就必须充分遵守"内容为王"的规律，坚持内容至上，以内容取胜。近年来的国产主流电影大片已经多次充分证明了这个问题。从《智取威虎山》到《红海行动》，从《流浪地球》到《我和我的祖国》，这些影片无不以内容取胜，同时实现了意识形态的诉求。因此，中医药文化影视传播也必须充分尊重观众，坚持精耕细作，内容为王。

① 朱清河、赵婧：《信息的不确定性：媒介变迁与谣言演化的交互与内嵌》，《当代传播》，2020 年第 3 期，第 37 页。

4. 与时俱进，把握青年受众喜好，进行影视节目形态的多元化探索

以往传统的中医药文化电视栏目多以"科普讲座"等形态示人，形式较为陈旧、沉闷，说教意味重，缺乏娱乐性，青年观众较为抗拒。在线上问卷和线下访谈中，调研对象均认为中医药文化影视传播可以尝试与电视或网络综艺相结合，以电视文化益智竞技栏目，甚至是借助热门综艺节目的游戏、竞技形态，将中医药文化元素植入其中，与青少年观众见面。这一思路指出了未来中医药文化电视或网络节目吸引青少年观众的发展方向。

习近平文化思想给我们指明了新的文化使命的实践路径。习近平总书记明确提出了"七个着力"的重大要求，其中就有着力提升新闻舆论传播力、引导力、影响力、公信力，着力加强国际传播能力建设，促进文明交流互鉴。通过大力推进跨文化交流和跨文明对话，提高我国的文化传播力，赓续中华文脉，促进中华优秀传统文化在现代化进程中的创造性转化和创新性发展，为创造人类文明新形态做出应有贡献。

第二节　基于"5W"传播模式的
中医药文化影视传播

中医药文化是中华优秀传统文化的重要组成部分，是中华民族几千年来认识生命、维护健康、防止疾病的思想和方法体系，是中医药服务的内在精神和思想基础。中医药文化是在中医药学数千年的发展中逐渐形成、发展、丰富和不断完善的，堪称中华文明的瑰宝之一。千百年来，中医药文化与作为科学技术的中医药学在精神和物质等多个层面为中华民族的繁衍生息做出了巨大的贡献。但是，自近代西医进入我国以来，在我国曾数度掀起了废止中医药的高潮，中医药面临着巨大的生存危机。中华人民共和国成立后，党和政府对中医药保护、扶持的力度不断加大，但是中医药的传承和发展仍然面临许多困难和挑战，这是长期以来受西方文化中心论、现代科学霸权主义思想影响的后果。为改变和扭转这一局面，众多有识之士已经意识到，中医药文化的传承和发展对中医药学的传承和发展至关重要，而中医药文化的传播在中医药文化的传承和发展中则扮演了举足轻重的角色。在现代社会的诸多传播媒介中，影视媒介无疑是最符合大众文化时代特征的传播媒介之一。自 1895 年电影诞生以来，电影（包括后来出现的电视）迅速成为世界上最重要的传播媒介。因此，中医药文化应该，也必须与影视媒介相结合，通过影视媒介，才能实现其自身传播诉求和效果的最大化。

一、"5W" 传播模式与中医药文化影视传播效果分析

美国学者拉斯韦尔在《社会传播的结构与功能》一文中，首次提出了后来影响深远的 "5W" 模式，奠定了传播学研究的理论基础。这一理论主要从传播者、传播内容、传播渠道、传播对象入手，来分析这些因素对传播效果的影响。运用这一理论介入分析研究中医药文化影视传播的传播效果，是影像媒体时代中医药文化传播研究的新思路、新方法。

（一）传播主体

中医药文化影视传播的传播主体，主要是指这些影视内容的生产者和传播者，包括相关国有或民营影视制作机构、中医药文化相关研究单位及专家学者和从事中医药文化传播的专业媒介组织。这些传播主体时而独立，时而合作，各自出于不同的目的利用影视媒介进行着中医药文化的传播。

传播主体决定传播内容，不同的传播主体对中医药文化的理解和认知是不同的，这都会对其他传播因素产生影响。

很显然，在这些传播主体中，拥有影视节目制作能力和播出平台的相关影视制作机构是处于核心地位的，其他主体只能处于从属地位。在市场经济的今天，这些单位都具有鲜明的商业属性，其生产制作往往以商业利益为首要考量要素。因此，提高收视率、票房，吸引尽可能多的观众的关注是影视制作的基本要求。因此，在影视节目的生产实践中，虽然其他主体因其学术的权威性一般也会参与进来，但是往往受到投资方、制作机构的左右和干预，出于商业利益而影响到作品的中医药文化含量和价值，从而影响到中医药文化的传播效果。这一矛盾看似无法弥合，实际上并非如此。一方面，在影视生产实践中，传播主体针对不同的影视类型，应该让其负载与其类型特征及受众特点相适应的中医药文化元素和分量，要尊重影视作品的商业属性，并在此基础上实现中医药文化的传播诉求。另一方面，影视制作机构，特别是国有影视制作机构也应当将眼光放长远，不应过分看重眼前的经济效益，而应当自觉地担负起文化传承的社会责任。

（二）传播媒介

作为一种大众传播媒介，影视媒介具有直线性、不易保存、转瞬即逝等特点。与图书、报刊等印刷媒介相比，影视媒介不能反复阅读思考，因此它在传播理论性较强、较深奥的信息中存在着一定的障碍和困难。但是，影视媒介在传播速度和传播范围以及大众化程度上达到了印刷媒介所无法企及的高度。因此，通过影视媒介进行中医药文化传播时，必须充分考虑影视媒介的自身特点，将中医药文化构成元素中能够与影视媒介传播特征相适应的部分，用来充分地与影视媒介相结合，以实现自身的有效传播。

（三）传播内容

中医药文化博大精深，内涵丰富，包罗万象。不同的元素必须同与其特点相适应的影视形态结合后，才能通过影视媒介得到有效的传播。纵观近年来涉及中医药文化的知名影视作品，其成功之处往往就在于其形态特征与中医药文化内容结合得较为紧密，从而实现了较好的传播效果。

电视剧是当前我国电视媒体中最受观众欢迎的节目形态之一，以曲折的故事情节和生动鲜明的人物形象吸引观众。电视剧《大宅门》以著名老字号同仁堂为原型，以"医人""医事"作为推动故事情节和塑造人物形象的主要动力和有力手段。剧中白氏及百草厅因医药而兴，因医药而衰，再因医药而复兴，中医药文化元素在作为主人公的行业背景存在的同时，深入到作品的内在肌理之中，成为叙事链条上不可或缺的重要组成部分。这样一来，此剧在以时代变迁、家族兴衰、儿女情长吸引观众的同时，使观众在潜移默化中自觉接受了中医药文化的洗礼和熏陶，从而使青年观众认同中医药事业从古至今对维系国人的生命健康所起到的重大作用。相反，在其他一些类似作品中，中医药仅仅以主人公的行业背景而存在，并且可置换替代性极强，缺乏唯一性，这必然导致观众只热衷于剧情，而无法对其中的中医药文化产生认同，自然达不到较好的传播效果。总体来讲，电影故事片和电视连续剧这类主要依靠故事情节吸引观众的叙事型影视形态，比较适宜于展现历代名医传奇故事，同时，以其作为基础和依托，在不同程度上表现中医药的思维模式、价值观念和行为方式。但是，切记一定不能喧宾夺主，本末倒置，否则得不偿失。

纪录片是影视类型中公认的文化含量最高的形态之一。已有的中医药文化纪录片往往试图以影像化的手段阐释深奥玄妙的中医药理论，如纪录片《黄帝内经》。从某种程度上而言，不够通俗化和大众化，违背了影视媒介大众传播媒介的基本特征，这些深奥的理论和说教是无法达到良好的传播效果的。为了实现中医药文化的有效传播，中医药文化题材电视纪录片应充分考虑传播内容的大众化和传播方式的通俗化。实际上，央视大型人文历史与自然地理类的纪录片栏目《探索发现》就为我们树立了良好的标杆。从传播内容上，该栏目立足于挖掘历史事件背后鲜为人知的细节和人物命运，以鲜活生动的人物吸引观众；从传播方式上，该栏目采取解密化、悬疑化的手段，让观众欲罢不能，大呼过瘾。中医药文化题材纪录片应该学习借鉴《探索发现》栏目在传播内容和策略上的成功经验。

（四）传播对象

所谓传播对象，即受众。受众并不是一个特定的社会阶层或人群，从宏观上来看是一个巨大的集合体，从微观上来看体现为具有丰富的社会多样性的人。影视媒介的受众就是电影电视的观众。中医药文化影视传播的最终目标就是通过影视信息影响受众，最终促成其对中医药文化态度的形成或改变，进而使受众产生符合传播者意图的行为。在传播活动中，传播对象的年龄、性别、知识储备等因素都会对传播效果产生影响。以受影视媒介影响最深的青年群体为例，相对而言，这个人群对于中医药文化的认识较少，认可度不高。因此，面向这个群体的中医药文化影视传播行为，应该积极拓展影视形态，以青年群体较为喜爱的影视形态为载体，如微电影、中医药文化主题电视真人秀等，以实现中医药文化的有效传播。

二、中医药文化影视传播策略思考

基于以上分析，中医药文化要借助影视媒介实现其有效传播，应该通过以下几个方面改进其传播策略：

（1）准确把握受众需求，积极拓展影视节目类型。区分不同受众对影视节目类型的不同需求，紧贴影视时尚脉络，制作不同的中医药文化影视节目，以满足不同受众的需求。近年来，电视真人秀节目十分火爆，深受广大电视观众的欢迎，并且已经登上各大银幕，取得了不错的收视率。因此，应该牢牢把握受众需求，打造以中医药文化、中医药养生为主题的电视真人秀节目。另外，近年来《中国诗词大会》《汉字听写大会》等电视文化益智节目深受广大观众欢迎，引起了极大的社会反响。同为传统文化的重要组成部分，中医药文化也应该借助于当前电视文化益智节目的东风，实现自身的有效传播。

（2）本着由浅入深、先普及后提高的原则进行中医药文化的影视传播。在借助影视媒介进行中医药文化传播时，我们一定要秉承由浅入深、先普及后提高的原则，从较为通俗易懂的医家人物、历史故事入手，以电视纪录片、电视剧等影视节目形态为依托，对受众进行中医药文化的影视传播。

（3）重视微电影等新兴影视类型。微电影是指主要在各种新媒体平台上播放的，具有一定的广告、营销或宣传功能的视频短片，深受青年人的喜爱。中医药文化的影视传播不应该忽视微电影的巨大影响力，特别是其在广告、营销方面的功能。同仁堂、敬修堂等中医老字号应该借助微电影来实现自身的品牌传播和营销。

第三节　"编码/解码"理论视域下的中医药文化影视传播

一、中医药影视传播之痛

自 2020 年新冠疫情暴发以来，中医药在抗击防控新冠疫情中发挥了有目共睹的重要作用，但中医药的重大价值和作用还远未得到国人的充分认同，这很大程度上归咎于中医药文化传播的相对滞后和不到位。党的十八大以来，党和国家高度重视中医药文化的传承发展，着力推动中医药振兴发展。2021年7月，国务院相关六部委联合发布《中医药文化传播行动实施方案（2021—2025年）》，就未来5年持续推进中医药文化传播，特别是中医药文化影视传播工作做出了重大部署。

中医药文化影视传播，即以电影故事片、电视剧、影视纪录片、电视节目等具体的影视形态，通过影视媒介传播中医药文化的一种媒介传播活动及其结果。中医药文化由中医药精神文化、中医药行为文化、中医药物质文化三部分构成①，主要以传世文献、出土文物、历史遗存和民间故事为载体流传至今。中华人民共和国成立以来，中医药文化和其他中华优秀传统文化一样，成为影视生产重要的题材来源，产生了一批以历代名医为主人公的人物传记片，其中较为知名的电影作品有《李时珍》《华佗与曹操》《大明劫》，电视剧有《大宅门》《女医明妃传》等。但是整体来看，近年来中医药文化题材影视作品存在着数量偏少、影响力较小、传播效果一般等问题。为研究和改善这一局面，英国著名学者斯图亚特·霍尔（Stuart Hall）的"编码/解码"（encoding/decoding）理论进入了笔者的视野，运用这一理论从"生产"（编码）和"接受"（解码）的角度，对过往知名中医药题材影视传播案例进行梳理和分析，以总结经验，从中医药文献典籍中挖掘出更多适合影视传播的素材，利用影视的媒介优势，更好地实现中医药文化的跨媒介乃至跨文化传播。

---

① 张其成：《中医文化学》，人民卫生出版社，2017年版，第2—4页。

二、"编码"理论与中医药文化题材影视作品生产

在《文化·媒介·语言》一书中，霍尔指出，一个"原始"的历史事件，在那种状态下，是不能由电视新闻传播的。事件只能在电视语言的视觉-听觉形式中被符号化，即编码。①霍尔的陈述虽然关注的是电视新闻，但是他将大众媒介的生产视为编码这一理念显然也适用于影视。对于中医药文化影视改编而言，这一过程既是大众媒介产品的生产过程也是中医药历史文献资料被影视媒介编码的过程。霍尔还指出，电视等传媒系统生产实践及其结构处理的"对象"是讯息（message）。具体而言，媒体讯息的本质是在横向组合关系链条（syntagmatic chains）的话语体系内通过符码运作生产出来的特定类型的组织化符号-载体（sign-vehicles）。②编码过程具有建构某些界限和参数的作用。③霍尔的阐释指出，编码的过程主要包括信息的建构和符号化两个方面。

（一）信息的建构——中医药文化影视传播的题材选择

霍尔认为，信息必须遵循特定媒介的"语言"规则，"因为原始事件无法以本来面目进入媒体流通的渠道，而必须经过特定语法规则的改造，因而必然受制于表意符码的复杂形式规则"④。故而，在借助影视媒介传

---

① 张国良：《20 世纪传播学经典文本》，复旦大学出版社，2012 年版，第 424—425 页。
② 黄典林：《重读〈电视话语的编码与解码〉——兼评斯图亚特·霍尔对传媒文化研究的方法论贡献》，《新闻与传播研究》，2016 年第 5 期，第 62 页。
③ ［英］斯图亚特·霍尔：《编码，解码》，参见罗钢、刘象愚：《文化研究读本》，中国社会科学出版社，2000 年版，第 362 页。
④ 黄典林：《重读〈电视话语的编码与解码〉——兼评斯图亚特·霍尔对传媒文化研究的方法论贡献》，《新闻与传播研究》，2016 年第 5 期，第 62 页。

播时，中医药文化信息势必要遵循影视媒介的"语言"规则并被其改造，而这一"语言"规则的基础则是影视媒介的特征——视听性、叙事性和大众性。因此，中医药文化影视传播的第一步（也是信息建构的第一步）——选材，必须选择符合影视媒介特征的中医药文化素材。前文所列优秀中医药文化题材影视作品为我们建立起了中医药文化影视传播的范式，即以文献典籍中的医家传记为题材，以"医人医事"为基本模式，通过讲述医事，塑造医人形象，从而弘扬传播中医药精神文化。例如，新世纪初广受观众欢迎的电视剧《大宅门》，以老字号同仁堂的兴衰作为故事主线，中医药不但是人物的职业，而且是不可替代的故事背景，"医人医事"成为全剧核心。这样一来，此剧在以时代变迁、家族兴衰、儿女情长吸引观众的同时，使观众在潜移默化中自觉接受了中医药文化的洗礼和熏陶，从而使青年观众认同中医药事业从古至今对维系国人的生命健康所起到的重大作用。

相反，如直接选取抽象的中医药文化信息如中医思维方式、价值观念等作为传播内容，势必无法实现良好的传播效果。新世纪初大型电视纪录片《黄帝内经》选择使用电视艺术直接阐释中医理论，较为晦涩难懂，关注度较低。综上，历代文献典籍中的医家传记、与医人医事相关的文献资料是符合影视媒介语言规则的素材，是中医药文化影视传播上佳的题材选择。

（二）符码化

在选择了合适的传播对象后，编码的下一步工作是将选定的中医药文献资料的文字信息转换为符合影视媒介"语言规则"的符号，这一过程就是"符码化"。因为信息必须符合"语言规则"才能正确传递意义。为了便于读者理解，霍尔进一步举例，就像"声响、词语、音符、表情等符号代表我们的各种概念、观念和情感"①。英国学者约翰·费斯克继承发展了霍尔的理论，在其《电视文化》一书中提出了电视符码的三个等级："第一，现实：声音、表情、服饰等；第二，艺术表现：摄像、照明、灯光、音效等，使叙事、斗争、角色等得以实现；第三，意识形态：将以上符码连贯起来，成为意识形态代码，如个人主义、男权制度等。"②这一理论可以阐释中医药文化影视编码过程，也就是从文字到影像的媒介转换过程。

1. 一级符码——现实

"现实"是指被呈现在银幕上，诉诸观众视觉和听觉的逼肖现实的"银幕或荧屏世界"。对中医药文化影视改编而言，就是要将文献典籍中的医人生活的环境和医事展开的空间由文字描述编码为具体可感的视听呈现。如果观众无法认可这个现实，那么必然无法认同医人形象和医事行为。如某些中医药文化影视改编作品，限于成本、编导的艺术能力与知识结构，无法为观众在银幕或荧屏上营造出一个既符合历史真实又符合艺术真实的现实，这必然会影响传播效果。例如，电影《神医扁鹊》中竟然出现了现代钢制针具，这显然违背了基本的医史事实，会对观众产生误导，从而影响观众对中医药文化价值的认同和接受。与之相反，电影《华佗与曹操》在银幕上为观众还原了东汉末年军阀混战、瘟疫流行、民不聊生的末世乱象，从而彰显出华佗无意仕途、一心为医的难能可贵。

2. 二级符码——艺术表现

艺术表现是指由文字到影像的编码过程中编码者的专业能力。他们通过影视的各种艺术表现手段讲述故事、塑造人物、传递思想。专业能力的

---

① ［英］斯图亚特·霍尔：《表征——文化表象与意指实践》，徐良、陆兴华译，商务印书馆，2003 年版，第 5 页。
② ［英］约翰·费斯克：《电视文化》，祁阿红、张鲲译，商务印书馆，2005 年版，第 9 页。

高低意味着编码能力的高低，编码能力越高，故事越精彩，人物越生动真实。这是决定中医药文化影视改编作品成功与否的关键。中医药文化题材由于商业卖点先天不足，长期以来难以进入"大片"选材的视野之中。尽管如此，2001年的电影《刮痧》和2013年的电影《大明劫》，依靠主创高超的编码能力，虽然在票房上无法与同期一众大片相比，但持久的影响力以及对中医药文化的阐释传播，使它们堪称新世纪的优秀华语电影。《刮痧》将中医药文化作为切口和叙事的核心，表现了以中医药文化为核心的东方文化与西方文化的冲突对撞，在尖锐集中的矛盾冲突中，在演员精彩纷呈的演技中，让观众一方面领略到中医药文化的价值和作用，另一方面又真实感受到以中医药文化为代表的中华传统文化在"走出去"时所面临的无奈和困境，发人深省，且极具前瞻性。

莫里斯·贝雅指出："两种媒介的语言差异决定了改编者在改编原著时，是不可能做到完全忠实于原著的，其中的媒介转换导致改编必然会发生意义改变。"①麻省理工学院教授亨利·詹金斯认为："跨媒介叙事是基于同一故事蓝本在不同体裁媒介中的变换流转，要在不同媒介中讲述相同角色们的不同故事。"②电影的影像媒介属性，决定了在进行从文字到影像的编码时必然要遵循其视听本质，不必也不可能完全忠实于原著。《大明劫》中的两位主人公孙传庭和吴又可，一个是苦撑危局的谋国重臣，一个是悬壶济世的一代名医，两人虽同处一时代，但在历史中并无交集。吴又可一生行医民间，未参与任何重大历史事件。编剧试图超越历史真实的局限，将历史事实与艺术真实统一起来，在影片中将名医与名臣的命运交织

---

① Morris B. *Literature and Film: an Introduction.* New York: Ohio State University, 1979: 79.

② ［美］亨利·詹金斯：《融合文化：新媒体和旧媒体的冲突地带》，林永明译，商务印书馆，2012年版，第82页。

在一起。如此一来，一方面影片具备了史料所不具备的强烈的戏剧冲突，另一方面也因这种情节重构而使中医药文化题材与古代战争题材相结合，使影片具备了一定的类型潜力。

3. 三级符码——意识形态

费斯克的意识形态代码源于霍尔的主导意义。霍尔指出，编码过程中权力和意识形态构成了一种"主导意义"，能够影响甚至决定受众解码的方向和范围。"它反映的是主导阶级所倾向的文化秩序，它强加和合法化了社会、文化和政治世界的分类。""任何社会或文化都倾向于（带有或多或少的封闭性）强迫他人接受其对社会、文化和政治世界的分类标准。这些标准构成一种占主导地位的文化秩序……"①这一理论给我们的启示是：第一，在编码过程中编码者要剔除中医药文献典籍中的意识形态糟粕，如封建迷信、等级观念等；第二，要将中医药精神文化，如大医精诚的医德医风、普济世人的仁爱之心等和社会主义核心价值观作为主导意义进行编码，切不可为商业娱乐因素而本末倒置；第三，编码过程中主导意义的设置应该得当、合理，切忌"主题先行"。近年来，全国各省份陆续拍摄制作了一些中医药文化题材影视作品，遗憾的是除了少数作品以外，大部分没能够达到预期的传播效果，其中除了前述问题以外，不少作品"主题先行"，过于强调"宣教"属性，过于强调意识形态的"主导意义"而损害了艺术表现力。

---

① 黄鑫:《新的博弈——再读霍尔的编码/解码理论》,《新闻传播》,2013 年第 4 期, 第 143 页。

三、"解码"理论与中医药文化题材影视作品的接受与传播

编码工作完成后，符码化信息会通过相应的媒介传送给受众。受众对中医药文化题材影视作品的欣赏过程也就是对产品的消费过程和对符码化信息的解码过程。此时，因为编码者和解码者在身份、知识水平、认知能力、思想意识等方面存在着较大差异，故无法保证编码者的本意能够完全被受众正确解码。据此，霍尔根据解码者对符码化信息的不同态度提出了解码者在解码时所持的"三种立场"。

（一）主导——霸权的立场

持这一立场的观众有可能完全了解并认同作品的"主导意义"。对此，霍尔说："这些电视观众是在主导符码的范围内进行操作的。"①显然，这种立场能够使中医药文化影视作品实现最佳的传播效果。为实现这一目标，一方面，编码者必须充分了解中医药文化，并建立起对中医药文化的文化自信；另一方面，解码者也必须具有对中医药文化的文化自信并具备一定的中医药文化知识。唯有如此，中医药文化信息才能被合理正确地编码为影视改编作品，继而被观众正确解码。电影《大明劫》以乱世瘟疫为背景，依托古装战争片的类型外衣，通过权谋、战争等类型元素，有效地将"上医医国"的中医药文化精神蕴藏其中，有豆瓣网友将其誉为"近十年最好的古装片"，这说明观众完全了解并认同该片的"主导意义"。

---

① ［英］斯图亚特·霍尔：《编码，解码》，参见罗钢、刘象愚：《文化研究读本》，中国社会科学出版社，2000年版，第362页。

（二）妥协与协商的立场

处于这一立场的受众，一方面接受影视作品的"主导意义"，另一方面在具体情况下又会对其表示反抗。霍尔指出："妥协立场的解码者保留权利以更加协调地使这种主导界定适合于'局部条件'，适合于它本身团体的地位。"①这种立场是目前大多数观众对中医药文化影视作品所持的立场。2016 年，电视剧《女医明妃传》在获得超过 20 亿次点击量，持续热播的同时，因为其虚构的大量爱情、宫斗情节和不少中医药学常识性错误而饱受批评。虽然片方在片头字幕中申明"本剧中所有中医食疗、医药方剂，为戏剧情景所需，请勿尝试模仿"，以此来提醒观众艺术创作与现实生活的区别，但如此一来，中医药彻底沦为吸引眼球的某种"卖点"和不具有唯一性的"背景"，这反而会有损于中医药文化的传播。显然，站在协商立场上的观众可以通过正确表达自己的协商立场促进编码者改进新的编码工作。

（三）对抗的立场

持这种立场的受众了解编码过程，对中医药文献典籍经过影视编码后会产生的意义变化了如指掌，认为经过影视这种大众传播媒介编码后，中医药文献典籍的文化价值将大打折扣，因而对编码者不屑一顾，甚至反对编码者的"主导意义"。持这种立场的观众，一般而言属于精英知识分子群体，他们排斥以影视为代表的大众艺术的审美趣味，认为影视等大众传播媒介和大众艺术形式会伤害到作为传统文化的中医药文化的价值。另外，粗制滥造的影视作品也有可能激起观众的对抗立场。例如，2018 年播出的

---

① ［英］斯图亚特·霍尔：《编码，解码》，参见罗钢、刘象愚：《文化研究读本》，中国社会科学出版社，2000 年版，第 364 页。

电视剧《娘道》，因其将封建腐朽的"三从四德"观念编码为"主导意义"，从而被《中国妇女报》斥责为"把毒瘤扮成鲜花"。虽然该剧在中老年观众中颇受欢迎，但青年观众群体却对其采取对抗的立场。这一现象应该引起中医药文化影视传播界的充分警惕。包罗万象的中医药文化自身亦有糟粕的成分。在进行中医药文化影视传播时，务必坚持"守正创新"，避免将类似于"男尊女卑，三从四德"这样的传统文化糟粕编码进影视作品中。否则，将可能激起受众对抗的解码立场，致使中医药文化影视传播走向失败。

四、中医药文化影视传播策略

基于上述分析，中医药文化影视传播在涌现出一些优秀作品的同时，也愈发暴露出一些问题，下面将针对这些问题提出相应的对策与建议。

（一）深入挖掘中医药文献资料

整体而言，中医药文化影视改编作品相对于其他中华优秀传统文化影视改编作品而言，在数量上明显偏少。几千年来中华大地名医辈出，他们的言行事迹在中医药文献典籍中，在正史野史中，在民间传说中广为流传，为影视传播提供了丰富的素材。中华人民共和国成立后涌现出的《李时珍》《华佗与曹操》等优秀影片以历代名医为主人公，在历史文献典籍的基础上通过合理的艺术虚构和加工，借助传记片的类型外衣，成功传播了中医药文化。两部影片虽然均创作于 20 世纪，但时至今日豆瓣评分均在7 分以上，《李时珍》更是高达 8.3 分，说明这一题材有着恒久的经典价值。因此，必须持续深入挖掘中医药文献典籍、中医药历史文化资料，为中医药文化影视传播提供题材保障。

（二）不断提升影视从业人员的中医药文化影视编码能力

近年来的中医药文化影视作品中，较为突出的问题是创作者的编码能力有限，进而导致作品的艺术水准不高、传播效果不佳。编剧、导演必须对自己编码的对象有充分的解码能力，只有自己充分理解领会了对象的内涵和意义才能创作出优秀的作品。因此，编码者在具备影视创作能力的基础上，必须了解学习相关知识，从而提升编码能力。正如《大明劫》导演王竞在《〈大明劫〉：写男人之孤独，抱负之沉重，英雄之情怀》一文中所述：影片情节经过仔细考证，尊重历史；美术方面，利用现有的文物、文献，再现一个有据可考的真实明末。①这才是一个优秀的编码者应该具有的态度和工作能力。

（三）做好"把关人"，遏制过度商业化和娱乐化

近年来的中医药文化影视传播的另一个问题是过度商业化和娱乐化。《女医明妃传》出于商业目的虚构了大量的爱情戏、宫斗戏，不惜为娱乐观众而牺牲剧中的中医药文化价值，遭到了观众和媒体的批评。另外，一些以中医养生讲座之名行贩售养生保健品之实的电视栏目，为了实现商业目的，采取对中药材疗效神奇化、夸张化的宣传呈现。为遏制这一不良趋势，广电部门应该积极履行"把关人"的职责，以传播优秀文化为己任，平衡社会效益与经济效益。2021年年初，广电总局下发了《关于部分卫视频道医药广告播出严重违规问题的通报》，停播了一批违规广告，对相关卫视频道予以通报批评，广告播出秩序有所好转。这是"把关人"把关履责的体现之一。

霍尔的"编码与解码"理论为我们提供了研究中医药文化影视传播的

---

① 引自"豆瓣电影"，王竞：《〈大明劫〉：写男人之孤独，抱负之沉重，英雄之情怀》。

新角度、新方法。以此作为理论工具回顾总结中医药文化影视传播的成功经验和问题，能够更好地指导未来的中医药文化影视传播工作，为传播中医药文化、向全世界讲好中医药文化的中国故事做出积极贡献。

第四节 尼尔·波兹曼的媒介理论
与中医药文化影视传播

尼尔·波兹曼，世界著名媒介文化研究学者、媒介环境学派奠基人之一。作为他所创立的媒介环境学研究的核心问题之一，信息控制所关注的是"技术和传播工具如何控制信息的形式、数量、速度、分布和方向，以及信息的结构和偏向如何影响人们的观念、价值和态度"[1]。他还指出，"信息是关于这个世界的明确具体的说明，但是我们的媒介，包括那些使会话得以实现的符号，却没有这个功能。它们更像是一种隐喻，用一种隐蔽但有力的暗示来定义现实世界"[2]。也就是说，"在信息传播过程中，传播媒介的技术手段不局限于是一个技术载体或工具，也是一个生产性手段，媒介本身可能对信息带来一种异质因素"[3]。传播媒介依据自身的技术性能、设计选择和淘汰标准，从技术上对信息进行把关和过滤。[4]综上可见，尼尔·波兹曼认为媒介并非单纯的信息载体，还具备编

---

① Neil Postman. *Teaching as a Conserving Activity*. New York：Delacorte，1979：186.

②［美］尼尔·波兹曼：《娱乐至死·童年的消逝》，广西师范大学出版社，2009 年版，第 11 页。

③ 陈卫星：《传播的观念》，人民出版社，2004 年版，第 59 页。

④ 朱清河、赵婧：《信息的不确定性：媒介变迁与谣言演化的交互与内嵌》，《当代传播》，2020 年第 3 期，第 37 页。

码控制功能。同时他还提醒人们要注意电子媒介时代的"技术垄断"，在电子媒介的巨大威力下保持清醒的认识。诚然，波兹曼的上述观点因其极端的"媒介决定论"而难免有失偏颇，但"尽管如此，波兹曼的媒介哲学为我们思考媒介或技术的特征及影响提供了很好的借鉴"①，为我们思考中医药文化影视传播中存在的问题提供了新的视角。

一、问题的提出

作为当代社会最为主流的艺术门类，影视凭借其视听结合的表意形式契合了大众的观赏习惯，并以其"全方位"的传播领域和"全能"的传播视点而成为当代社会最重要的大众传播媒介。党的十八大以来，以习近平同志为核心的党中央高度重视中医药文化的传承发展，明确提出"着力推动中医药振兴发展"。国务院颁布的《中医药健康服务发展规划（2015—2020年）》明确要求发展中医药文化产业，创作科学准确、通俗易懂、贴近生活的中医药文化科普创意产品和文化精品。2021年7月，国务院相关六部委再次联合发布《中医药文化传播行动实施方案（2021—2025年）》，就未来5年持续推进中医药文化传播，特别是中医药文化影视传播工作做出了重大部署。因此，在这一大背景下，中医药文化必须与影视媒介充分结合，经过由文字到影像的媒介转换，才能实现"以一种视听的模式保护丰富文化遗产的方法"②。

事实上，虽然中医药文化题材影视作品自中华人民共和国成立后屡有

---

① 高翙凯、邱慧：《媒介即隐喻——尼尔·波兹曼媒介哲学探究》，《自然辩证法研究》，2018年第7期，第53页。

② 转引自［加］琳达·哈琴、西沃恩·奥弗林：《改编理论》，清华大学出版社，2019年版，第6页。

佳作，但相较于武侠电影在全世界范围内对中华武术文化的成功传播，整体来说中医药文化影视传播难言成功，并存在如下突出问题：第一，信息、内容与媒介形式的适应融合度差，导致作品受欢迎程度与其中医药文化含量成反比的情况；第二，中医药文化题材影视作品存在过度娱乐化的倾向，导致"信息失真"；第三，大量养生保健类电视栏目被商业利益所裹挟，给受众提供了海量"伪信息"。

因此，有必要借助尼尔·波兹曼的媒介理论来审视中医药文化影视传播过程：一方面，挖掘提炼出既符合中医药文化核心价值又契合影视媒介特征的信息，使其更好地借助于影视媒介实现自身有效传播；另一方面，也要充分意识到媒介对于信息的编码和控制功能，防止信息沦为媒介的"奴隶"，警惕在电子媒介时代，"信息被包装成娱乐"。①

二、媒介信息控制理论与中医药文化影视传播内容选择

波兹曼媒介理论的核心在于揭示了媒介对信息的控制功能。他认为："媒介不仅传播信息，而且要对信息进行重构。可以将这种重构称为'编码'。但是，媒介编码过程不是将消息转换成（电）信号，而是根据自身的信息结构重构信息，同时传达媒介偏好或倾向。"②可以说，媒介的信息结构决定了在其中传播的信息的形态。虽然这种"媒介决定论"显得有些极端和片面，但它对于我们思考媒介对信息的选择和影响是有很大帮助的。如果选择的原初信息能与特定媒介的编码系统和信息结构相适应，那么就

---

① ［美］尼尔·波兹曼：《娱乐至死·童年的消逝》，广西师范大学出版社，2009 年版，第 121 页。

② 刘永谋：《媒介编码 VS 社会控制：尼尔·波兹曼的信息论》，《自然辩证法研究》，2011 年第 5 期，第 90 页。

能减少信息编码过程对原初信息的影响，从而减少"噪声"的干扰，使原初信息通过编码成为媒介信息，从而利用媒介实现自身的有效传播。反之，若选择的原初信息本身不能充分适应融合媒介的信息结构和编码系统，那么被编码后的媒介信息可能就与传播者的意图相去甚远。作为电子时代最重要的传播媒介，影视媒介的特征在于其视听性和大众性。它以视觉形象给予受众感官刺激，而非激发受众的理性思考。影视媒介的特征决定了其编码系统和信息结构在编码过程中会将抽象的价值理念编码为具象的影像画面，将理性的思辨阐释编码为感性的情感叙事。

习近平总书记在祝贺中国中医科学院成立 60 周年的致信中指出："中医药学是中国古代科学的瑰宝，也是打开中华文明宝库的钥匙。"中医药文化源远流长、博大精深、内涵丰富。根据学术界的一般观点，中医药文化由中医药精神文化、中医药行为文化、中医药物质文化三部分组成。其中，中医药精神文化包括中医的价值观念和思维方式，主要体现在"天人观""生命观""疾病观""治疗观""养生观"和"道德观"。中医药行为文化则包括诊疗规范、本草药用、医政制度和传承方式。中医药物质文化是指能代表中医药文化的物质形态和环境形象，具体包括诊疗器物、标志器物、承载文献和行医场所。①这三部分中，中医药精神文化较为抽象，具象的行为文化和物质文化则因距离当代生活较为久远而对于普通大众来说较为陌生。因此，在利用影视媒介传播时，这些原初信息必然要经过媒介编码而转换成带有媒介偏好的媒介信息。影视媒介通过直接诉诸视觉和听觉的视听语言讲述故事，传播价值观念。因此，它会将中医药文化信息转换成可见可闻的画面与声音，以相对通俗和带有娱乐性的方式来讲述中医故事，传播中医文化。

---

① 张其成：《中医文化学》，人民卫生出版社，2017 年版，第 2—4 页。

　　表 11 选取了新世纪以来豆瓣评分在 7.5 分以上且短评数量超过 500 条的部分优秀中医药文化题材影视作品，类型涵盖电影故事片、电视剧、纪录片，通过内容分析和数据挖掘，并利用分析工具对所属大量豆瓣短评进行词频分析，进而分析影视作品中中医药文化的存在形态与受众的感知和喜好。

表 11　部分优秀中医药文化题材影视作品

年份	类型	作品及评分	中医药文化存在形态	有效高频热词
2000	电影	《黄连·厚朴》/8.2	中医药文化为主题	故事、文化、中药
2001	电影	《刮痧》/7.5	中医药文化为主题	故事、文化、剧情
2001	电视剧	《大宅门》/9.4	中医药行业、文化为背景	人物、家族
2003	电视剧	《神医喜来乐》/8.0	中医药行业、文化为背景	剧情、神医
2013	电影	《大明劫》/8.2	医人传记	历史、故事、瘟疫
2016	纪录片	《本草中国（第一季）》/8.7	中医药文化为主题	本草、文化、故事
2017	纪录片	《本草中华（第一季）》/8.6	中医药文化为主题	本草、中药、故事

　　分析上表可知，从中医药文化存在形态的角度，中医药文化题材优秀电影故事片与电视剧的共同之处在于均采取了"医人医事"的形成模式，即以"医人"为主人公，以"医事"即"中医药行为文化"为核心情节，以"中医药物质文化"作为"医人"活动的场所和"医事"发生的空间，以可视可感的物质形态、环境形象和医疗活动来承载和表现中医药精神文化。相较于后来陆续出现的大量所谓的"行业剧"，《大宅门》显然更胜一筹。作为剧中主要人物的职业，中医药不仅仅以行业背景的功能存在，而且是全剧叙事的重要动力，使观众在欣赏家族兴衰、儿女情长等通俗剧情的同时，能够在潜移默化中接受其中的中医药文化信息。后来出现的具有较大影响力的《神医喜来乐》《大明劫》等作品也均沿袭了《大宅门》"医

人医事"的展现方式。从短评高频热词的角度来看，"故事""人物""历史"等热词的脱颖而出也充分说明了受众对于"医人医事"这一模式的高度认可。

由此可见，当借助影视媒介特别是电影故事片和电视剧进行中医药文化传播时，中医药文化信息是否具备叙事性至关重要。医学史中的著名医家，如扁鹊、华佗、张仲景、皇甫谧、孙思邈、李时珍等人，拥有传奇的人生、丰富的经历，为影视叙事提供了重要的基础条件，是利用影视媒介传播中医药文化时上佳的传播内容。以"医人医事"为核心，将中医药行为文化、中医药物质文化和精神文化整合起来，选择能够与影视媒介的编码系统和信息结构相适应，能够符合影视媒介的媒介偏好，契合影视媒介具象性、叙事性和大众性的中医药文化信息，是这些作品成功的关键因素之一。

如果不聚焦于具象的"医人医事"而选择直接呈现抽象的中医药精神文化元素，如理论化的知识体系、价值观念和思维方式等作为影视媒介传播的原初信息，那么传播效果往往难以尽如人意。即便是长于展现精英文化深刻性和思辨性的纪录片也不得不服从影视媒介的媒介特征。2016 年首播的大型中医药文化电视纪录片《本草中国》（2019 年播出第二季）以及同类题材的《本草中华》，一改传统中医药文化题材纪录片用影像简单图解抽象观念、中医理论的弊端，以"本草"为切入口，记录一个个中医药传承人的鲜活形象，讲述他们与中医药的生动故事，最终首播取得了高达 0.83％的收视率，超过多档热门综艺，并被韩国 KBS 电视台引进播放，取得了良好的传播效果。①相反，2004 年出品的电视纪录片《黄帝内经》囿于创作观念等原因，轻视故事化的叙事方式，较为直接地将中医典籍

---

① 引自人民网：《纪录片收视超综艺〈本草中国〉凭什么逆势而红？》。

《黄帝内经》中的养生思想、医学理论呈现在受众面前，这导致豆瓣没有评分，短评只有寥寥 16 条，而且出现了"像教科书"这样的评价，显然这种违背传播媒介特征的传播内容选择是导致传播效果不佳的主要原因之一。

由此可见，成功的中医药文化题材影视作品在内容选择上都能够充分适应影视媒介的媒介特征，以"医人医事"为核心，通过刻画人物、叙述故事将抽象的价值观念和理性思辨编码为具象的视听语言。这为今后继续利用影视媒介传播中医药文化在内容选择上指明了正确的道路。从古至今的历代名医先贤，围绕在他们身上的诸多传奇故事，都是可供后人选择的传播内容。同时也必须认识到，中医药文化古代文献典籍中的"医人医事"记载存在着为数不少的封建迷信内容，它们显然属于中医药文化中的糟粕，如因其具备较强的娱乐性，为满足受众的猎奇心理，而将其不加选择地作为传播内容纳入中医药文化题材影视作品中，不但不会对中医药文化的传播起到正面作用，反而会因此损害中医药文化的传播。近年来出现的一批冠以"医仙""仙医"之名的网剧、"网大"（网络大电影），试图以"长生不老、仙药仙丹、返老还童"等为噱头吸引观众，并跟风古装穿越题材，以戏说、戏谑的方式表现古代名医。这些作品显然因为过度追求商业性和娱乐性而在传播内容的选择上走入了歧途。对于这一问题将在下文做进一步分析。

三、电子媒介时代中医药文化影视作品的过度娱乐化和商业化

在揭示了媒介对信息的控制的同时，波兹曼的媒介理论还提醒我们必须警惕由于电子媒介的"技术垄断"，影视媒介对中医药文化信息编码和控制后所带来的负面影响。在《技术垄断——文化向技术投降》一书中，

波兹曼提出了他著名的"信息革命阶段论"①。根据他的看法，自 20 世纪中叶以来，全球逐步进入电子信息时代，由电报而始，至通过电视输出达到极致，媒介信息逐渐成了商品。影视媒介因其商业性和娱乐性把所有的内容、信息都包装为娱乐，它"具有一种无所不包的魔力，将政治、宗教、新闻、教育乃至科学都统统变成悦人耳目的故事，变成不需要进行思考就能被消化掉的对象，因而娱乐就成了这种故事的唯一功能"②，以至于"除了娱乐业没有其他行业"③。

波兹曼的"警钟"对于我们今天审视中医药文化影视传播颇具价值。一方面，在电子信息时代我们必须借助影视媒介来保护和传承中医药文化。另一方面，我们也必须看到影视媒介的"技术垄断"和"媒介偏向"使中医药文化沦为娱乐产品进而丧失其文化价值的危险。近年来，在党中央、国务院发布的一系列弘扬中华优秀传统文化，特别是促进中医药传承创新发展的大政方针的背景下，影视领域加强了对中医医药文化题材的关注，出现了一批相关题材影视作品。我们在欣喜的同时也不能忽视潜在的问题和危险。

诚然，作为大众艺术的影视因其生产和传播方式而天然地具备其他传统艺术所不具有的极强的商业属性，而其商业性的实现在很大程度上要依赖其大众娱乐性，但并不能因为这一原因而片面强调其商业娱乐属性。因为，影视作品在作为一种商品的同时更具备普通商品所没有的文化价值。纵观中外优秀的影视作品，无不是文化价值、艺术价值和商业价值的辩证

①［美］尼尔·波兹曼：《技术垄断——文化向技术投降》，北京大学出版社，2007 年版，第 37—41 页。
②吴晓恩：《逃离电子文化的陷阱——尼尔·波兹曼媒介学思想研究》，北京大学出版社，2015 年版，第 110 页。
③［美］尼尔·波兹曼：《娱乐至死·童年的消逝》，广西师范大学出版社，2009 年版，第 85 页。

统一。相反，如果任由影视媒介的"技术垄断"和"媒介偏向"使得中医药文化影视作品丧失其本该具有的中医药文化价值而沦为纯粹的娱乐商品，那么影视媒介不但不会成为中医药文化传播的有力武器，反而会成为中医药文化的坟墓。

2016年，以中国古代四大女名医之一的明代女医谭允贤为原型的中医药文化题材电视剧《女医明妃传》红极一时，据统计，网络点击量超过20亿次，成为当年度的"爆款"。该剧虽然沿袭了过往成功中医药题材电视剧"医人医事"的基本模式，但将中医药信息包装成娱乐，并因其过度的娱乐化而导致"信息失真"，反而损害了中医药文化的传播。从宏观层面而言，该剧虽然以"医人"为主人公，但"医事"却因不"保真"和不"专业"而沦为不具唯一性的"背景"。随着"女医"的渐隐和"明妃"的凸显，该剧成为一部披着中医药文化外衣的爱情剧、宫斗剧。从微观层面而言，片中出现了很多明显的中医药学常识性错误，如诊脉手法、部位不对，片面夸大医方功效等，甚至出现了对属于中医药文化糟粕——巫术的正面表现。虽然在片头字幕中，片方申明"本剧中所有中医食疗、医药方剂，为戏剧情景所需，请勿尝试模仿"，但这也恰恰暴露出主创为娱乐和商业目的而不惜牺牲中医药文化价值的错误做法。这恰恰印证了波兹曼所说的"文化向技术投降"。对此，豆瓣网友的评分也能说明一些问题，本剧在摄影以及服化道方面虽然堪称精良，并有诸多著名演员出演，但评分与其他优秀中医药文化题材作品相比还是较低的，豆瓣共有43033人打分，平均分6.3分，这一成绩对于国产电视剧而言仅仅意味着及格而已。与其20亿次的点击量形成鲜明对比，如此好的题材和主创班底却未能造就类似《大长今》一样的经典，未能对传播中医药文化做出贡献，这不禁引人深思。

除《女医明妃传》以外，近年来许多成功的影视作品也对中医药文化元素多有涉及，但遗憾的是这些中医药文化元素要么沦为某种"视觉奇观"，要么则是为了成为吸引眼球的某种"卖点"而被故意夸大化和玄幻化，如大量宫斗剧中对麝香和红花功用的夸张展现。这都远远背离了中医药文化的精髓，对中医药文化的弘扬和传播有害无利。另外，一度泛滥全国电视荧屏的各类养生电视栏目也再次印证了电子媒介时代中医药文化传播的过度商业化之殇。除少数专业品牌养生栏目外，大多数中医养生栏目已沦为变相的推销与宣传，通过对中医药文化的神秘化、歪曲化来实现商业目的。

事实上，除了上文已述的中医药文化影视传播中出现的过度商业化和娱乐化的问题之外，近年来随着基于移动互联网的新媒介的蓬勃发展，中医药文化某种程度上在这些电子媒介中已然因商业化和娱乐化而泛滥和过剩。具体表现为，"中医（药）文化信息虚假化、污秽化、污垢化等问题"①。例如，笔者以"淹死在茅厕中的帝王"为关键词搜索百度引擎，可以找到 386，000 个相关网页，其内容大多源于新浪博客中的一篇博文，名为《掉茅坑淹死的皇帝》，所述乃是《左传》中关于春秋时期的一次医疗卫生活动的记载，对于中国医学史和中医药文化意义重大。但海量网络信息绝大部分罔顾事实（因缺乏中医药基本理论和名词术语相关知识），仅仅从字面来索解文意，以耸人听闻的标题来吸引眼球，以"屎、尿、屁"来迎合受众的低俗趣味，以求得点击量，造成了中医文化信息的"失真"。这种电子媒介时代中医药文化信息的失控，显然会对中医药文化的传播造成极大的负面影响。

那么面对中医药文化传播中出现的这些问题，我们将何去何从？让我们将目光再次投向波兹曼的媒介理论去寻找答案。

---

① 严璐、冯雅婷、严暄暄，等：《中医文化传播的现代语境（三）：新媒体》，《世界科学技术——中医药现代化》，2018 年第 1 期，第 90 页。

四、社会信息控制理论与应对之策

在波兹曼的媒介理论中，除了上文已经陈述的媒介信息控制理论以外，另外一个重要的组成部分是社会信息控制理论。在他看来，媒介信息在经由特定媒介的传播过程中，"社会"具体体现为法庭、学校、政党、宗教、国家和《圣经》等会对媒介信息进行控制，这种控制是为了应对和缓解因媒介更替而产生的信息革命对社会思想、文化产生的冲击。但不幸的是，当人类社会进入电子媒介时代后，电子媒介无论是在媒介形式的多样性上，或是在传播速度上，还是在信息数量上，都远远超越以前的任何媒介，这造成了媒介信息的过剩、失控和泛滥。他认为，信息失控会导致思想、文化和行为的混乱，并将这种混乱称为"艾滋病"，也就是"抗信息缺损综合征"（anti-information deficiency syndrome）①，当代社会的这些社会信息控制机制构筑的防线已然在电子媒介海量信息的冲击下行将崩溃。面对这一局面，波兹曼建议从改革学校教育入手来对抗媒介信息的失控，具体而言包括改革教育理念、课程设置和培养目标三个方面。众所周知，波兹曼的主要研究范围是美国，而作为社会主义国家兼发展中国家的中国与美国在社会制度、国情等方面存在巨大差异。因此，他的理论势必无法完全适用于我国的实际情况，但是在当下面对中医药文化影视传播中已然显现并极有可能进一步恶化的信息失控情况，至少可以给予我们一些有益的启示。

波兹曼的社会信息控制理论给我们的启示之一，是各个社会信息控制主体应该构筑起自身强大的防线。第一，作为社会信息控制的主体之一，

①［美］尼尔·波兹曼：《技术垄断——文化向技术投降》，北京大学出版社，2007年版，第63页。

国家广电主管部门与文化部门应该更为积极主动地行使自身对媒介信息的控制职能，采取"疏堵并重"的方法，使影视媒介更好地承担起中医药文化传播的使命和责任。2015 年，面对中医养生类电视栏目出现的诸多弊病，国家广播电视总局下发通知叫停多个违规电视养生栏目，并下发了《关于做好养生类电视节目制作播出工作的通知》，对养生栏目进行整治和规范，这即是国家控制媒介信息的典型案例。第二，相较于"事后"的整治规范，更重要的是"事前"的正确引导。应该学习借鉴《中国诗词大会》《中国汉字听写大会》等近年来以中华优秀传统文化为主题的电视栏目的成功经验，在电视或新媒体平台举行中医药文化主题的相关栏目活动，以此来探索和引导中医药文化传播的新方式、新方法。第三，国家广电主管部门与文化部门应该加强对中医药文化题材影视作品的审查，以对历史和文化的高度责任感和使命感对影视媒介进行监管，扭转中医药文化题材影视作品过度娱乐化的不良趋势，使其充分发挥弘扬中医药文化，培育社会主义核心价值观，满足人民群众精神文化生活需要的媒介职能。第四，网络主管部门也应加强对网络中医药文化信息的控制和监管，避免网络成为中医药文化媒介信息社会控制的"法外之地"。

波兹曼的社会信息控制理论给我们的启示之二，是从教育入手来对抗这一可能失控的局面。一方面，在基础教育阶段加强中医药文化科普教育，以期提升青少年的中医药文化知识。党的十八大以来，以习近平同志为核心的党中央高度重视中华优秀传统文化的历史传承和创新发展，全国基础教育领域都加大了优秀传统文化教育的力度。在此基础上应将中医药文化纳入基础教育阶段的优秀传统文化教育范畴之中，提升青少年的中医药文化素养，培养青少年对中医药文化的自信。《方案》亦明确要求"将中医药文化作为中华优秀传统文化的重要组成部分，引导中小学生了解中医药文化的重要价值"。对此，不少省、市已经编订了面向基础教育不同阶段的中医药文化读本供学生阅读学习。另一方面，在基础教育和高等教育阶段加强媒介教育，提升国民的媒介素养。"媒介教育主要培养和训练学生解读媒介的能力，让他们在媒介面前保持独立性。媒介教育不是教授如何使用媒介，而是研究、反思和批判媒介。"①他们未来通过影视媒介以及网络新媒介接触中医药文化信息时能够不被因"技术垄断"和"媒介偏好"而产生的海量信息垃圾所左右，保持清醒和独立性。相较于欧美发达国家，我国的影视媒介普及时间相对较短，而在影视媒介刚刚普及后不久又经历了网络新媒介的汹涌大潮。因此，我国的媒介教育特别是基础教育阶段的媒介教育显得较为滞后，国民整体媒介素养偏低，这一举措势在必行。

当前，中医药文化热潮席卷华夏大地。一方面，我们欣喜于中医药文化借助于影视媒介和网络新媒介而重新回归大众的视线，受到大众的高度关注。另一方面，我们又担心大众传播媒介自身的问题和缺陷会对中医药文化传播造成负面影响。如何趋利避害？尼尔·波兹曼的媒介理论给了我们很大启发：第一，利用媒介信息控制理论来审视中医药文化影视传播的内容选择，尽可能选取与影视媒介信息结构和编码系统相适应的中医药文化构成要素作为传播内容，从而实现较好的传播效果；第二，利用社会信息控制理论来思考如何通过社会信息控制主体和教育手段应对已经显现并可能恶化的中医药文化媒介信息失控局面。由此出发，积极探索如何更好地使媒介和技术为中医药文化影视传播所用，而不是反过来使中医药文化向媒介投降，从而通过影视媒介向全世界讲好中医药文化的"中国故事"，让中医药在人类后疫情时代发挥更大的作用。

---

① 刘永谋：《媒介编码 VS 社会控制：尼尔·波兹曼的信息论》，《自然辩证法研究》，2011 年第 5 期，第 93 页。

第五节　当代改编理论与中医药文化影视传播

作为中华优秀传统文化的重要组成部分之一，中医药文化的主要载体是以文字作为媒介的传世文献典籍，它虽然在当代社会生活实践领域中仍然发挥着不可替代的重要作用，但由于种种原因，显然不像儒家文化、道家文化、武侠文化甚至酒文化、茶文化那样与影视媒介紧密融合，产生了大量优秀的跨媒介改编影视作品，促进了中华优秀传统文化在当代社会的传播。即便如此，回顾自中华人民共和国成立后至今中医药文化影视改编的创作历程，可以发现，虽然整体上数量不多，但在不同时期亦产生了不少作品。以电影领域为例，"十七年"电影出现了沈浮执导、赵丹主演的《李时珍》（1956），新时期电影出现了黄祖模执导的《华佗与曹操》（1983）和崔隐执导的《神医扁鹊》（1985），21 世纪后则出现了王竞执导的《大明劫》（2013）。这四部电影作品，均是对中医药文化题材古代文献进行的从文字到影像的改编创作，为我们研究中医药文化影视传播提供了典型案例。

习近平总书记 2020 年来陕考察时指出："弘扬中华优秀传统文化、革命文化、社会主义先进文化，培育社会主义核心价值观，加强公共文化产品和服务供给，更好满足人民群众精神文化生活需要。"①因此，面对中医药文化这个内容丰富但尚未得到充分挖掘的"影视题材富矿"，有必要对其既往电影改编案例进行深入探究和分析，这不但能够为未来的影视创作

---

① 引自新华网：《习近平在陕西考察强调扎实做好"六稳"工作 落实"六保"任务 奋力谱写陕西新时代追赶超越新篇章》。

拓展题材空间，为中医药文化影视改编总结经验，进而实现"以一种视听的模式保护丰富文化遗产的方法"①，而且能够为落实习近平总书记重要讲话精神，传承发展中医药文化，用影视媒介传播中医药文化，讲好中国故事略尽绵薄之力。

一、跨媒介性——当代改编理论的新走向

如果把乔治·梅里爱的《月球旅行记》（1902）当作世界上第一部改编电影的话②，那么电影改编的历史几乎与整个电影史一样长。在世界电影百余年的发展历程中，改编电影"无论从数量还是质量上的占优，都保证了电影改编这一传统的持久性"③。正因电影改编的普遍性、重要性和持久性，大批中外学者持续将目光投注在这个议题上。"从安德烈·巴赞的《非纯电影辩——为改编辩护》、杰·瓦格纳的《改编的三种方式》、乔治·布鲁斯东的《从小说到电影》，到 21 世纪以来莫尼克·卡尔科-马赛尔和让娜-玛丽·克莱尔的《电影与文学改编》、罗伯特·斯塔姆和亚历桑德拉·雷恩格的《文学和电影：电影改编理论与实践指南》等著作，电影改编问题一直受到西方学者的关注。"④除此之外，较有影响力的此类著作还有安德烈·戈德罗的《从文学到影片——叙事体系》、约翰· M. 德斯

---

① 转引自［加］琳达·哈琴、西沃恩·奥弗林：《改编理论》，清华大学出版社，2019 年版，第 6 页。

②《月球旅行记》改编自凡尔纳 1865 年出版的小说《从地球到月球》和威尔斯 1895 年出版的小说《第一次到达月球的人》。另，约翰· M. 德斯蒙德、彼得·霍克斯在《改编的艺术：从文学到电影》中认为最早的改编电影是 1897 年的《南茜·赛克斯之死》，它改编自狄更斯的小说《雾都孤儿》中的一段情节。

③ 万传法：《改编与中国电影》，中国电影出版社，2020 年版，第 3 页。

④ 周仲谋：《消费文化语境下的中国电影改编》，中国社会科学出版社，2015 年版，第 1—2 页。

蒙德和彼得·霍克斯的《改编的艺术：从文学到电影》等。就国内改编研究而言，夏衍从自己的编剧创作出发，较早地针对电影改编进行了研究①，对后来的中国电影编剧观念影响甚大。此后，从 20 世纪八九十年代，直至 21 世纪以来国内电影改编研究愈发深入，众多学者在引入、借鉴前述西方改编研究成果的基础上结合中国电影改编实践，对电影改编问题，特别是电影与文学的关系问题，进行了深入的研究和思考，取得了丰硕的理论成果。②

　　早期改编理论聚焦于电影与文学，特别是电影与小说之间的互动，而当代改编理论则呈现出一些新的走向和趋势。加拿大学者琳达·哈琴（Linda Hutcheon）在其著作《改编理论》中指出："如果你认为改编只与小说和电影相关，那你就错了……诗歌、小说、戏剧、歌剧、绘画、歌曲、舞蹈中的故事，以及生动的场面不断地被从一种媒介改编到另一种媒介，反之亦然。"③蒂莫西·科里根（Timothy Corrigan）在其《定义改编》一文中表示："当今定义改编过程中最关键的术语是'互媒介性'（intermediality）与'跨媒介性'（transmediality），……随着这些新的理论方向，改编研究更多地强调了不同媒介间的文本转移。"④德拉·克拉泰在其《当故事在旅行：虚构叙事和电影的跨文化邂逅》一文中断言："无论是用形式术语还

① 参见《改编杂谈》（原载《中国电影》1958 年第 1 期）、《谈〈林家铺子〉的改编》[《夏衍电影文集》（第一卷）2000 年版]、《漫谈改变》[《夏衍全集》（第六卷）2005 年版]。

② 重要学术著作有《再创作——电影改编问题讨论集》《电影的文学性讨论文选》、汪流《中国的电影改编》、李清《中国电影文学改编史》、傅明根《从文学到电影——第五代电影改编研究》、赵庆超《文学书写的影像转身——中国新时期电影改编研究》、刘明银《改编：从文学到影像的审美转换》等。

③［加］琳达·哈琴、西沃恩·奥弗林：《改编理论》，清华大学出版社，2019 年版，序言第 5 页。

④［美］蒂莫西·科里根：《定义改编》，刘琼译，《北京电影学院学报》，2020 年第 1 期，第 63 页。

是用文化术语，改编都是跨媒介、跨文化的对话过程。"①当代改编理论对"跨媒介性"的强调突出了"媒介本体意识"，这一变化首先扩大了改编定义的外延和改编研究的文本范围，使改编研究的对象从小说和电影扩展到几乎所有具备叙事性的艺术样式，积极回应了快速变化发展的改编实践。其次，"媒介本体意识从宏观上提升了改编研究的理论程度，媒介语言在微观的角度细化改编研究。这种比较法促使改编研究专业化、学术化，彻底脱离了依赖主观印象与经验的现象比较"②。最后，它也给回望、审视过往改编实践提供了新视角和新方法。基于此，本文决定不以"从文学到电影"这一强调跨艺术形式改编的传统视角，而是以"从文字到影像"这一跨媒介的新视角来回顾，检视中医药文化改编电影的得失，同时也为今后历史文化题材电影改编创作提供借鉴。

二、跨媒介视角下的中医药文化影视改编

虽然中医药文化题材影视改编实践由来已久，但在过往的中国电影改编研究中对其很少涉及，原因想必有二：第一，作品整体数量不多，经典作品少。第二，这些影片大都改编自历史文献和中医药文献中的人物传记③，其中固然有《史记》这样公认的经典文学作品，但中国改编研

---

① Thomas Leitch. *Film Adaptation and Its Discontents*. Johns Hopkins University Press，2007：56.

② 陈林侠：《中国电影学派：如何理论，怎样创新？——以国外改编理论研究为核心》，《社会科学》，2018 年第 9 期，第 178 页。

③ 电影《李时珍》主要改编自《明史·李时珍传》以及张慧剑依据《明史·李时珍传》及一些关于李时珍的民间传说改编的文学传记《李时珍》；《华佗与曹操》改编自《三国志·方技传》《后汉书·方术列传》等；《神医扁鹊》改编自《史记·扁鹊仓公列传》；《大明劫》的改编则较为复杂，融合了《明史·孙传庭传》和《清史稿·吴有性传》。

究以往的重点则持续停驻在小说与电影的互动关系上，对古代非小说类文学作品电影改编的关注度相对不足。改编理论的焦点从小说和电影到跨媒介的嬗变，为研究这个曾被人忽视的重要问题提供了新的契机。

虽然并非小说，但历史文献和中医药文献中的人物传记具备极强的叙事性，这一点正是其能够被电影改编的前提。"文字和影像虽然分属于两种不同的符号体系，但都是整个意义系统的组成部分。两种符号在一定程度上可以实现相互转换，而叙事性是完成从文字语言到影像语言的交流基础。"①下文将从跨媒介的视角，以《李时珍》《华佗与曹操》《神医扁鹊》《大明劫》四部中医药文化电影改编作品为案例，探析从文字到影像的媒介转换对改编产生了哪些影响，而这些影响又是如何以影像为媒介被呈现出来的。

（一）跨媒介改编——媒介符号转换

文学是以文字作为叙事媒介，而电影则以影像（包括影像中的声音）作为叙事媒介，从文字到影像的跨媒介转换，其实质意味着从抽象的文字符号到具象的影像符号的转换。对于两种不同媒介不同艺术符号的异同和长短，中外许多学者都曾借助瑞士著名语言学家索绪尔的理论，从"能指、所指"两个层面进行阐述，一致的看法是：文字符号的能指与所指是通过随意性和约定性结合在一起的，这造成了表意的多义性、复杂性和含混性，概言之"一千个读者有一千个哈姆雷特"；相反，影像符号（画面与声音）能指与所指的关系遵循"类似性原则"，因而"在电影中，出现的是人和物，讲话的也是人和物自身，人、物同我们之间并不存在中间人，任何接触都是直接的。记号和被表明的事物之间是合而为一的，是同一种

---

① Keith Cohen. *Film and Fiction：The Dynamics of Exchange*，New Haven and London：Yale University Press，1979：90.

存在……因此，很明显，以画面—思维为基础的电影画面，其含混性远较口头语言为少"①。概言之，文字媒介长于表达抽象的思想、观念、理论，描绘细腻的情感和复杂的心理，且常常表意暧昧，甚或语焉不详，留待读者索解。影像媒介长于展示具象的行动和外在的形象。"文学和电影是两种不同的媒介、两种不同的艺术，因此电影改编要遵从电影的艺术规律和媒介特点，在这层意义上，文学只能是一种叙事学层面上的'素材'，电影应根据自身的方式对其加以合理化地重新编排、改造和重塑。"②

　　电影《华佗与曹操》的改编中，前文本《三国志·方技传》以及《后汉书·方术列传》中关于华佗悲剧命运的叙述显然体现出了文字媒介的媒介特点。他对于出仕为官"前拒后悔"的态度反差，以及所谓因"恃能厌食事"而"诈称妻病不朝"，无视律法的反常行为，令当代读者充满了疑惑与不解。就文学价值而言，可以让读者从不同角度品评这些信息的多义性和含混性，进而体味华佗形象的复杂性和丰富性。影像媒介从媒介符号的角度显然很难去直接呈现人物内心的这种复杂性和丰富性，而这种复杂性和丰富性从剧作角度来说也往往会冲淡影片的戏剧性和矛盾冲突。改编本正是基于此做了"减法"，舍弃了华佗青年时代屡被征召为官却主动放弃的"前文本"信息，将其改写为一个"不问政治，只管治病"③的"医痴"形象，多次通过"为谁治病"这个单一、具体、可视的外部动作，展现医者华佗"妇人之仁爱"与枭雄曹操"君子之仁爱"的核心矛盾冲突，从而化解了"前文本"带给读者的种种疑惑与不解。

　　当然，电影《华佗与曹操》的改编也存在违背影像媒介特征的地方。片中多次出现旁白和独白，特别是旁白多次出现在影片中间，为了交代背

①［法］马赛尔·马尔丹：《电影语言》，中国电影出版社，2006年版，第7页。
②万传法：《从文学到电影：关于改编观念、理论、模式及方法等的思考》，《上海师范大学学报（哲学社会科学版）》，2020年第1期，第114页。
③黄祖模：《黄祖模和他的〈庐山恋〉》，上海人民出版社，2014年版，第83页。

景，快速推进剧情而不惜中断连续的影像画面。诚然，在当代很多艺术电影中，旁白和独白以异常积极的身份介入影片的叙事，产生了类似复调叙事的效果，进而成为影片艺术风格重要的组成部分。但就本片的情况而言，独白与旁白显然还是一种从属于文字媒介的表意手段，这恰恰暴露了编导在改编过程中跨媒介意识的不足，过度依赖文字媒介，而不是将其转化为影像媒介。对此，马赛尔·马尔丹如是说："导演可能遇到的危险便是用言语解说去挤掉视觉表现……电影应当尽量少用那种只是单纯通过言语去叙述的故事，因为画面可以去表现事件。"①

（二）跨媒介改编——参与模式转换

加拿大学者琳达·哈琴在其《改编理论》一书中，提出了改编中故事的三种参与模式——讲述、展示和互动②，而界定这三种参与模式的前提和基础是其不同的媒介特征。讲述模式（例如小说）利用文字媒介讲述故事。展示模式（例如电影）通过影像媒介展示故事。从文字到影像的跨媒介改编就意味着从讲述到展示的参与模式转换。从讲述到展示的变化中……描写、叙述、呈现的思想必须被转码为言语、动作、声音以及视觉形象。人物之间的冲突和思想差异必须成为可看得见和听得见的。③

电影《神医扁鹊》改编自《史记·扁鹊仓公列传》，前文本通过并置的三个医案，向读者简明地讲述了一代名医扁鹊的生平，表现了扁鹊高超的医术。文末，作者司马迁有感而发，提出了若患者"信巫不信医则不可治也"的思想观点，但回顾全文并没有能够佐证这一观点的医案，此理虽通，但与全文似无太大关联。这一缺乏可见的外部动作支撑的思想观念，

---

① ［法］马赛尔·马尔丹：《电影语言》，中国电影出版社，2006 年版，第 170 页。

② ［加］琳达·哈琴、西沃恩·奥弗林：《改编理论》，清华大学出版社，2019 年版，第 15 页。

③ Lodge David. *Adapting Nice Work for Television*. In Reynolds，1993a：196-200.

因其很难完成从"讲述模式"到"展示模式"的转换，在改编过程中很可能会被舍弃掉。但从改编本的呈现来看，编导非但没有舍弃这一素材，反而成功地实现了从讲述到展示的转换。改编本以"医巫之争"作为贯穿全片的核心冲突，并以此统摄前文本中仅仅被并置而并无内在关联的三个医案。如此一来，扁鹊的一生被处理成与巫术斗争的一生，而"信巫不信医则不可治也"的抽象观点被转换为展示在银幕上具体可见的形象、人物、冲突……

另外，从讲述模式到展示模式的转换，意味着要把文献中对于医疗器具和诊疗过程的抽象性文字描述，具体而直观地展示在观众面前。因为，"电影本质上是一门表现的艺术，擅长于展示（这符合柏拉图的摹拟功能），而不擅长于讲述……电影画面必须具备（或是具备）在现实中理应存在的一切细节"①。可惜的是许多中医药文化改编影视作品因为种种原因，无法处理好这种转换，导致画面中出现了很多中医学常识性错误。例如《神医扁鹊》中，扁鹊竟然手持金属针具为病人针灸，电影《华佗与曹操》中多次出现诊脉部位的不准确。这些问题，但凡稍稍具备历史常识和医学知识的观众都能发现，也是当前我国大量历史题材影视作品容易出现的普遍性问题。

（三）跨媒介改编——情节重构与主题变奏

长期以来，在改编观念中，对原作的"忠实度"是一个焦点论题。"忠实派"坚持"改编要忠实于原著"，这种观念的本质实际上是维护一种语言"逻各斯中心主义"的等级制度，它无视电影艺术的综合性、视听性和媒介属性，将电影剧本片面等同于电影艺术。这种改编观念虽然也不断遭到不

---

① ［美］威·马格莱塔、琼·马格莱塔：《故事和论述——评〈丧失了名誉的卡塔琳娜·勃鲁姆〉的电影改编》，陈梅译，《世界电影》，1983 年第 4 期，第 209 页。

同声音的反对，但在国内外相当长的一段时间内占据了主导地位。20 世纪末以来，随着改编理论对跨媒介性的强调以及互文性理论（inter-textuality）"突破文本中心主义（原作），强调文学与电影平等的意义演变"①，终于使电影和文学取得了媒介和文本意义上的平等地位，从而使电影改编在一定程度上摆脱了原著的枷锁。莫里斯·贝雅指出："两种媒介的语言差异决定了改编者在改编原著时，是不可能做到完全忠实于原著的，其中的媒介转换导致改编必然会发生意义改变。"②麻省理工学院教授亨利·詹金斯（Henry Jenkins）认为："跨媒介叙事是基于同一故事蓝本在不同体裁媒介中的变换流转，要在不同媒介中讲述相同角色们的不同故事。"③电影的影像媒介属性，决定了在进行从文字到影像的跨媒介改编时必然要遵循其视听本质，而不必也不可能完全忠实于原著。琳达·哈琴甚至认为："主题也许是适合跨越媒介甚至类型或者架构语境的、最容易被认为可改编的故事元素。"④

2013 年的《大明劫》正是对这一理念的极佳注解。影片中的两位主要人物孙传庭和吴又可，一位是苦撑危局的谋国重臣，另一位是悬壶济世的一代名医，两人虽处同一时代，但在历史文本中从无交集。吴又可一生行医民间，未参与任何重大政治事件。编剧试图将历史事实与艺术改编结合起来，将名医与名臣的命运通过故事改编结合在一起。如此一来，一方面影片具备了前文本所不具备的强烈的戏剧冲突，另一方面也因这种情节重

---

① 陈林侠：《中国电影学派：如何理论，怎样创新？——以国外改编理论研究为核心》，《社会科学》，2018 年第 9 期，第 177 页。

② Morris Beja. *Literature and Film：an Introduction*. New York：Ohio State University，1979：79.

③ ［美］亨利·詹金斯：《融合文化：新媒体和旧媒体的冲突地带》，林永明译，商务印书馆，2012 年版，第 82 页。

④ ［加］琳达·哈琴、西沃恩·奥弗林：《改编理论》，清华大学出版社， 2019 年版，第 7 页。

构而使中医药文化题材与古代战争题材相结合，在那个以古装历史题材为中国式"大片"范式的时期，具备了在银幕上呈现一定程度"大片"级视听效果的可能。从某种程度上而言，这是遵从电影媒介属性的改编策略，当然同时也表明了主创明显的商业诉求。就这个意义而言，与使用文字媒介的前文本相比，改编本已经是在电影媒介中讲述"相同角色的不同故事了"。这种情节重构必然会导致主题的变奏，影片的主题在超越了"大医精诚，救死扶伤"之后，上升为利用灾难末日（瘟疫）叙事来反思国家和制度的深层次弊端，具备了强烈的精英意识。

拍摄于 1956 年的电影《李时珍》，相较于其他三部影片而言，其改编是相对较为保守的，但仍然体现出一定的跨媒介改编意识，以历史素材为基础，通过改编找到了适合那个时代语境的主题。《明史·李时珍传》只有寥寥 300 余字，且主要内容是对《本草纲目》体例和价值的介绍，李时珍生平相关信息极少。这种前文本的信息不足实际上是中医药题材影视改编遇到的共性问题，某种程度而言对于改编者既是劣势又是优势。劣势在于信息量太少，无法支撑起一部影片的叙事。优势在于给了改编者比较大的改编创作空间。改编本贯彻了"古为今用"的指导思想，几乎重构或虚构了所有重要情节及矛盾冲突，将李时珍塑造为一个道德情操高尚、淡泊名利、一生救死扶伤、逆水行舟，最终战胜了封建地主阶级的重重压迫，完成了传世巨著《本草纲目》的一代名医，从而凸显出阶级斗争的时代主题。

三、中医药文化跨媒介改编建议

综上，通过对这几部中医药文化电影改编的回顾和剖析，可以发现，在进行从文字媒介到影像媒介的转换时，充分的媒介意识对于电影改编而言至关重要。第一，要摒弃传统的以原著为中心的忠实观念，避免使影像沦为文字的奴隶。在尊重电影媒介属性的前提下不拘泥于原著，大胆展开改编，以求得历史真实与艺术真实的和谐统一。第二，改编者必须对文字媒介和影像媒介的媒介特征和媒介符号了如指掌，将抽象、多义的文字符号转换为具象、明确的影像符号。在承认电影艺术综合属性的前提下，尽可能地使用从属于电影艺术本体的影像符号语言来传递信息。第三，在投资允许的范围内，从内在的思想观念到外在的环境、器具，都尽可能做好从文字讲述到影像展示的转换，在银幕上建立起一个让观众信服的虚拟世界。相信只要如此，中医药文化一定可以借助影视媒介，经过改编，产生更多的优秀影视作品，从而实现自身在当代社会更好地传播。

第六节　孙思邈药王文化的现代表达与传播

唐代名医孙思邈，又称孙真人，一生著述无数，内容丰富。他留下的著作，较为全面地总结了自上古至唐代的医疗经验和药物学知识，为中医学的传承和发展做出了巨大的贡献。在他生前身后，人们把许多神奇事迹和能力附加在他的身上，不断神化他的形象，尊称他为"药王"。官方、民间也会常常举办纪念活动，形成了以药王山、药王庙为中心的民俗文化、民间活动场所，从而逐步形成了独具特色的孙思邈药王文化。"药王文化以医药学术为发生依据，以名医信仰为核心内涵，通过民俗、宗教、文学、艺术、建筑、音乐、绘画等表现形式，展现了我国传统文化的众多因素，反映了我国人民群众追求健康、崇尚医学的积极心理，是我国优秀传统文化的组成部分"①，也是中医药文化的重要组成部分。

---

① 焦振廉：《试论"药王影像"及孙思邈的"药王"地位》，见《中华医学会医史学分会第 11 届 3 次学术年会论文集》，2007 年，第 58—65 页。

一、孙思邈药王文化的构成要素

孙思邈药王文化是以"药王"信仰为核心，主要包括以下构成要素：

第一，药王养生文化。中医养生，就是指通过各种方法颐养生命、增强体质、预防疾病，从而达到延年益寿的一种医事活动。孙思邈继承了自《黄帝内经》以来的大量关于养生方面的理论和实践经验，形成了独具自身特点的一套系统的养生学说，使得中医养生在唐代达到了一个发展的高峰。他的养生学说主要保存在他的著作《千金要方》和《千金翼方》之中，为后人留下了宝贵的中医药文化财富。目前，药王孙思邈养生文化已经入选陕西非物质文化遗产第二批省级保护项目名录。

第二，药王中医药民俗文化。药王民俗文化就是以药王孙思邈为核心的民间信仰文化。民俗文化又称民间文化，是指一个民族或一个社会群体在长期的生产实践和社会生活中逐渐形成并世代相传、较为稳定的文化事项，可以简单概括为民间流行的风尚、习俗。孙思邈生前悬壶济世、治病救人，死后百姓为了纪念他，将他生前隐居过的山命名为药王山，在山上修建药王庙，并逐渐形成了颇具规模的药王庙会。在陕西民间，尤其是在陕北民间，与生活习惯、预防疾病相关的民风民俗，据说也与药王孙思邈有关。

第三，以药王山为中心、药王文化为核心的中医药物质文化遗迹。作为药王孙思邈的长期隐居地，陕西铜川拥有以药王山为中心，以药王文化为核心的丰富的历史文化、中医药文化旅游资源。药王山原名五台山，因为是药王孙思邈晚年归隐之地，所以清代改名为药王山，山上一系列地名、遗迹都是他在药王山从事医疗活动的佐证。药王山的这些丰富的历史文化旅游资源因为都不同程度地流淌着中医药文化的血液，才使其能够传承千年，不致被淹没在历史的尘埃中。

第四，以药王故事、传说为核心的中医药精神文化。由于孙思邈的巨大贡献和影响力，他成为后人笔记、小说等文学作品中的主角。这些传奇故事极大地增加了他身上的神秘色彩，在满足读者的猎奇心理、不断神化孙思邈药王形象的同时，也成为药王文化的重要组成部分。"孙思邈药王传说"已入选陕西省非物质文化遗产名录。

二、药王文化的现代表达与传播

作为中医药文化的重要组成部分，已经传承千年的孙思邈药王文化在当代社会也面临着和其他传统文化一样的课题——如何有效地实现自身的现代表达和传播，从而在继承中超越，在超越中创新，进而使自身跨越时代的藩篱，继续传承下去。孙思邈药王文化乃至整个中医药文化在当代的继续传承和进一步发展，不仅关乎传统文化自身，而且也对地方经济、社会发展意义重大。传统文化的意义并不在于放在历史中吸收年轮的气息，而是在于如何在更大范围内应用和普及，唯有如此，传统文化才能够在现代社会实现其自身的价值和意义。2006年前后，电视栏目《百家讲坛》的火爆，在全中国乃至海外催生了一股传统文化的浪潮，使得《论语》《三国演义》《红楼梦》等一批传统典籍以一种现代的、更易于普通大众接受的方式进行了广泛而有效的传播，为我们树立了传统文化现代表达和传播的良好范本。

近年来，孙思邈药王文化也在现代表达和传播方面做出了许多有益的尝试，但总体来讲收效甚微，存在不少问题。党的十八大以来，借助我国文化产业发展的政策东风，陕西铜川打造药王文化品牌，以药王文化为载体，大力发展相关文化产业。2011年3月到8月，铜川市开展了为期5个月的城市形象宣传语征集评选活动，最终带有鲜明药王文化印记的，以"一代药王故里　千年养生福地"为代表的十条宣传语成功入选。这些宣传语在有效地传播铜川现代城市形象的同时，也在一定程度上实现了药王文化的有效传播。2011 年 10 月，首届中国孙思邈中医药文化节在铜川成功举办，通过一系列媒介的传播，这次活动得到了海内外极大的关注，有力地推广了药王文化。

尽管近年来在传播孙思邈药王文化方面不乏大手笔、大动作，但是总体看来其传播效果十分有限，存在的问题主要有三点：第一，缺乏超前、系统的理论指导。当前，在中医药文化的现代表达和传播方面的研究成果较少，理论研究的进展已经明显跟不上实践发展的需求，大多是照搬外地经验，却无法与地域特征进行有效整合，导致效果欠佳。第二，传播手段有些陈旧。纵观近年来孙思邈药王文化传播的方式手段，主要局限在举办大型活动，依靠报纸、电视等大众媒体来报道。这种手段相对有些陈旧，而且容易引起受众的逆反心理。第三，缺乏高层次的复合型专门人才。要有效地实现孙思邈药王文化的现代表达和传播，必须依靠既精通中医药文化又精通现代传播理论与实践，同时又对于交叉学科和多元文化认知有深厚造诣的复合型专门人才。①遗憾的是，目前这类人才较为缺乏。

三、对孙思邈药王文化现代表达与传播的思考

针对上述困境和问题，可以从以下几个方面着手：

第一，进一步深挖孙思邈药王文化内涵，满足更多受众的需要。孙思邈药王文化博大精深，涉及养生保健、哲学、宗教、历史、文学艺术等多个领域，但是近年来的传播活动中，显然在养生保健领域力度较大，而在其他领域则显得力度偏弱。究其原因，可能是养生保健领域能够带来较为

---

① 陈小平：《中医药文化创意产业人才培养之思考》，《中医药导报》，2012 年第 12 期，第 109—111 页。

直接、快速的经济收益。但是，相对于养生保健来说，历史、文学、艺术等领域显然对更为广大的受众群更有吸引力，这些传播内容也更容易为年轻的受众所接受。因此，要实现孙思邈药王文化更为有效的传播，必须进一步深挖其内涵，将其不同的组成部分，针对不同的受众群体，采取不同的传播手段，从而进行有效的传播。例如，针对孙思邈药王文化中的养生保健部分可以采取电视讲座、论坛的形式，以此吸引和满足中老年受众的需要。针对孙思邈药王文化中的历史、文学艺术部分，可以采取电影故事片、电视剧、纪录片乃至动画片等利用影视媒介和网络新媒体的形式，以此吸引广大青少年受众。

第二，注重传播理念与形式的创新。随着科学技术的进步，各种现代传播手段的发展可谓日新月异。在这种情况下，信息的传播者必须注重学习，与时俱进，以先进的传播理念武装头脑，才能紧跟时代的步伐，才能以先进的传播理念指导传播实践。同时，信息传播者必须及时了解新的传播形式和手段，思考自己的传播内容可否或如何能够通过新的传播形式进行有效的传播，从而"搭建更广阔的传播平台，建立更通畅的传播渠道，采用更丰富的传播手段"[1]，以实现药王文化的更好传播。

第三，从电视纪录片入手，大打影视牌。前文已述，孙思邈药王文化包括许多药王故事、传说、历史文化遗迹在内。这些文化资源非常适合采用影视媒介来呈现，而且作为大众传媒，影视对于受众的影响力是巨大的，是其他传播媒介所无法比拟的。但是，遗憾的是，孙思邈药王文化并没有能够和陕西其他历史文化资源一同搭上影视的顺风车。近年来，陕西依靠电视纪录片这一影视传播手段，向全世界传播陕西的历史文化资源，《大明宫》《问道楼观》《大鲁艺》《大风歌——陕西叙事》《黄帝》等一批纪录

---

[1] 启瑄：《提升文化自觉 增强文化自信 实现文化自强——学习党的十七届六中全会〈决定〉几点体会》，《红旗文稿》，2012 年第 5 期。

片作品都获得了极高的评价。其中《大明宫》更是在 2009 年获得联合国邀请，在联合国总部举行了隆重的首映式，轰动了纽约，在当地掀起一阵中国文化热潮。我们可以借助影视为载体，打造地方中医药文化"产品"，例如现代中医药影视作品等，通过地方中医药文化资源挖掘和梳理，丰富我国中医药文化内涵①，以实现中医药文化的有效传播。孙思邈药王文化的影视传播应该借鉴陕西近年来的成功经验，从电视纪录片入手，以药王生平和药王山古迹名胜作为题材，拍摄制作相关电视纪录片，创出品牌，进而涉足电视连续剧和电影故事片领域，以影视作品为载体，以实现自身传播效果的最大化。

第四，重视互联网、手机等新媒体传播平台。据 2024 年 3 月发布的《中国网络视听发展研究报告（2024）》显示，截至 2023 年 12 月，我国网络视听用户规模达 10.74 亿，网民使用率为 98.3%；即时通讯用户规模达 10.6 亿；移动互联网用户人均单日使用时长为 435 分钟；移动端网络视听应用人均单日使用时长为 187 分钟，超过 3 小时。其中，短视频应用的用户黏性最高，人均单日使用时长为 151 分钟，随后依次为长视频应用（112 分钟）、娱乐/游戏直播应用（63 分钟）和网络音频应用（29 分钟）。因此，移动互联网、多媒体电子杂志、网游动漫、搜索引擎、社交网站、手机商务、同步虚拟社区等网络服务平台都应该成为传播药王文化的有效手段。同时，开通以药王文化为核心内容的微博公众平台、微信公众号，乃至于设计开发适用于手机平台的 App 应用程序，都显得刻不容缓。通过这些新媒体传播平台，可以把大众传播与网络口碑传播、组织传播集合在一起，发挥多重传播效应。

当前，在党中央国务院做出加快发展文化产业战略重大决策的历史机遇下，作为中医药文化的重要组成部分，孙思邈药王文化同其母体中医药

---

① 宁静：《中医药文化建设现状与创新研究》，《中医药导报》，2017 年第 10 期，第 28—29 页。

文化一样，既具有文化价值又具有产业价值。孙思邈药王文化的现代表达和传播，对其文化价值和产业价值的实现至关重要。深度挖掘药王文化内涵，重视传播理念与形式的创新，采取与时代特征和受众特征相适应的传播媒介是实现药王文化现代表达和传播的有效途径。应当充分利用包括药王文化在内的中医药文化资源，不断深入发掘、凝练，运用现代传播手段，唱响中医声音，讲好中医药故事，弘扬中医药精神，传播中医药文化，让中医药更好地走向世界，造福于人类。①

---

① 李金钢：《药王文化的凝结与弘扬》，《中国中医药报》，2016 年 1 月 21 日。

参考书目

一、主要参考著作

1．［明］李时珍：《本草纲目》，人民卫生出版社，2005年版。

2．［美］罗伯特·麦金托什、夏希肯特·格伯特：《旅游学：要素·实践·基本原理》，薄红译，上海文化出版社，1985年版。

3．［美］丹尼尔·贝尔：《资本主义的文化矛盾》，生活·读书·新知三联书店，1989年版。

4．［美］丹尼尔·杰·切特罗姆：《传播媒介与美国人的思想——从莫尔斯到麦克卢汉》，曹静生、黄艾禾译，中国广播电视出版社，1991年版。

5．《中国大百科全书》编辑部：《中国大百科全书·戏剧卷》，中国大百科全书出版社，1992年版。

6．［英］爱德华·泰勒：《原始文化》，连树声译，上海文艺出版社，1992年版。

7．［清］张廷玉等：《明史》，岳麓书社，1996年版。

8．廖育群：《中国古代科学技术史纲·医学卷》，辽宁教育出版社，1996年版。

9．高洁、李琳：《信息传播学》，哈尔滨工程大学出版社，1997年版。

10．上海辞书出版社《辞海》编辑委员会：《辞海》，上海辞书出版社，2000年版。

11．陆扬、王毅：《大众文化与传媒》，上海三联书店，2000年版。

12．罗钢、刘象愚：《文化研究读本》，中国社会科学出版社，2000年版。

13．彭吉象：《影视美学》，北京大学出版社，2002年版。

14．［唐］王冰：《黄帝内经》，中医古籍出版社，2003年版。

15．李彬：《传播学引论》，新华出版社，2003年版。

16．［英］斯图亚特·霍尔：《表征——文化表象与意指实践》，徐良、陆兴华译，商务印书馆，2003年版。

17．夷夏：《梁启超讲演集》，河北人民出版社，2004年版。

18．陈卫星：《传播的观念》，人民出版社，2004年版。

19．张凤阳：《现代性的谱系》，南京大学出版社，2004年版。

20．盛希贵：《影像传播论》，中国人民大学出版社，2005年版。

21．周鸿铎：《文化传播学通论》，中国纺织出版社，2005年版。

22．李多钰：《中国电影百年（1905—1979）》（上编），中国广播电视出版社，2005年版。

23．［英］约翰·费斯克：《电视文化》，祁阿红、张鲲译，商务印书馆，2005年版。

24．贾磊磊：《影像的传播》，广西师范大学出版社，2005年版。

25．许南明、富澜、崔君衍：《电影艺术词典》，中国电影出版社，2005年版。

26．［法］居伊·德波：《景观社会》，王昭风译，南京大学出版社，2006年版。

27．程启坤、邓云峰：《第九届国际茶文化研讨会暨第三届崂山国际茶文化节论文集》，浙江古籍出版社，2006年版。

28．［英］丹尼斯·麦奎尔：《麦奎尔大众传播理论》，崔保国、李琨译，清华大学出版社，2006年版。

29．李恒基、杨远婴：《外国电影理论文选》，生活·读书·新知三联书店，2006 年版。

30．［法］马赛尔·马尔丹：《电影语言》，中国电影出版社，2006 年版。

31．［英］格雷姆·伯顿：《媒体与社会：批判的视角》，史安斌主译，清华大学出版社，2007 年版。

32．汪振城：《当代西方电视批评理论》，中国广播电视出版社，2007 年版。

33．［美］尼尔·波兹曼：《技术垄断——文化向技术投降》，北京大学出版社，2007 年版。

34．石长顺：《电视栏目解析》，武汉大学出版社，2008 年版。

35．潘源：《影视艺术传播学》，中国电影出版社，2009 年版。

36．［美］尼尔·波兹曼：《娱乐至死·童年的消逝》，广西师范大学出版社，2009 年版。

37．蹇河沿：《中国电影观念史》，云南大学出版社，2010 年版。

38．聂欣如：《纪录片概论》，复旦大学出版社，2010 年版。

39．史可扬：《影视传播学》，中山大学出版社，2011 年版。

40．［美］亨利·詹金斯：《融合文化：新媒体和旧媒体的冲突地带》，林永明译，商务印书馆，2012 年版。

41．薛可、余明阳：《人际传播学》，上海人民出版社，2012 年版。

42．张国良：《20 世纪传播学经典文本》，复旦大学出版社，2012 年版。

43．［美］詹姆斯·波特：《媒介素养》，清华大学出版社，2012 年版。

44．薛公忱：《中医文化溯源》，南京出版社，2013 年版。

45．肖帅：《影视导演基础》，河南大学出版社，2013 年版。

46．申俊龙、曾智：《中医药文化传承与传播的哲学智慧》，科学出版社，2015 年版。

47．苏培庆、郑民、崔华良：《中医养生文化基础》，中国中医药出版社，2015 年版。

48．吴晓恩：《逃离电子文化的陷阱——尼尔·波兹曼媒介学思想研究》，北京大学出版社，2015 年版。

49．周仲谋：《消费文化语境下的中国电影改编》，中国社会科学出版社，2015 年版。

50．陈阳：《大众传播学研究方法导论》，中国人民大学出版社，2015 年版。

51．王明强、张稚鲲、高雨：《中国中医文化传播史》，中国中医药出版社，2015 年版。

52．杜建军：《千年国医百病寻根》，世界图书出版公司，2016 年版。

53．孙亚辉：《文化旅游产业的研究》，天津科学技术出版社，2017 年版。

54．张其成：《中医文化学》，人民卫生出版社，2017 年版。

55．田维钢、马铨：《电视编导理论与实务》，中国传媒大学出版社，2017 年版。

56．臧守虎：《中医文化学》，中国中医药出版社，2017 年版。

57．周文：《电视艺术概论》，中国传媒大学出版社，2017 年版。

58．韩德英：《文化翻译的多重视角探究》，中国原子能出版社，2018 年版。

59．张琪：《影视艺术美学》，吉林美术出版社，2018 年版。

60．［加］琳达·哈琴、西沃恩·奥弗林：《改编理论》，清华大学出版社，2019 年版。

61．万传法：《改编与中国电影》，中国电影出版社，2020 年版。

62．毛嘉陵、毛国强：《中医文化传播学》，中国中医药出版社，2021 年版。

63．宫承波：《新媒体概论》，中国广播影视出版社，2021 年版。

64．张其成、臧守虎：《中医文化学》，中国中医药出版社，2021 年版。

65．胡智锋：《影视文化学》，中国国际广播出版社，2022 年版。

66．丁亚平：《中国电影史》（下册），中国书籍出版社，2022 年版。

二、主要参考论文

1．张其成：《中医文化学体系的构建》，《中国中医基础医学杂志》，1999 年第 5 期。

2．赵化勇：《把握机遇 乘势而进 开创中央电视台 21 世纪新局面——在中央电视台 2001 年工作会议上的报告（摘要）》，《电视研究》，2001 年第 3 期。

3．陆寅生：《〈大宅门〉得失谈》，《当代电视》，2001 年第 11 期。

4．禄保平、张留巧：《〈黄帝内经〉"酒疗"思想述略》，《江苏中医药》，2005 年第 4 期。

5．赵晖、李道新：《中国电影的文学性要走向何方（上）》，《电影》，2006 年第 2 期。

6．程惠哲：《电影改编研究》，《文艺理论与批评》，2007 年第 3 期。

7．温长路：《执中致和是中医文化的核心理念》，《中国中医药报》，2009 年 6 月 5 日。

8．刘永谋：《媒介编码 VS 社会控制：尼尔·波兹曼的信息论》，《自然辩证法研究》，2011 年第 5 期。

9．于学芬：《论中医文化的概念内涵及其核心内容》，《江西中医药》，2012 年第 6 期。

10．陈小平：《中医药文化创意产业人才培养之思考》，《中医药导报》，2012 年第 12 期。

11．魏一苇、何清湖、陈小平：《试论中医文化传播的困境与出路》，《湖南中医药大学学报》，2013 年第 3 期。

12．黄鑫：《新的博弈——再读霍尔的编码/解码理论》，《新闻传播》，2013 年第 4 期。

13．范舟：《〈大明劫〉：追忆中的历史质感》，《艺苑》，2014 年第 2 期。

14．陶林、张宗明：《论中医文化传播的困境与突围》，《理论月刊》，2015 年第 3 期。

15．吴德珍、申俊龙、徐爱军等：《中医药文化核心价值传播路径创新》，《医学与社会》，2015 年第 5 期。

16．北方：《〈女医明妃传〉打破时代桎梏的女性励志佳作》，《电视指南》，2016 年第 3 期。

17．周獴：《复调结构下的〈本草中国〉：用本草讲述"中国故事"》，《北方传媒研究》，2016 年第 4 期。

18．黄典林：《重读〈电视话语的编码与解码〉——兼评斯图亚特·霍尔对传媒文化研究的方法论贡献》，《新闻与传播研究》，2016 年第 5 期。

19．刘新鸥、申俊龙、沈永健：《中医药文化传播现状及传播模式分析》，《中医杂志》，2016 年第 10 期。

20．王小芳、刘成：《浅析中医药文化国际传播思路》，《中华中医药杂志》，2016 年第 11 期。

21．王玉、乔武涛：《基于国家形象建构视角下的纪录片传播——以〈本草中国〉为例》，《电视研究》，2016 年第 12 期。

22．李金钢：《药王文化的凝结与弘扬》，《中国中医药报》，2016 年 1 月 21 日。

23．陈旭光：《中国新主流电影大片：阐释与建构》，《艺术百家》，2017

年第 5 期。

24．宁静：《中医药文化建设现状与创新研究》，《中医药导报》，2017年第 10 期。

25．杨婧绮：《历史传记题材的影视改编研究——以〈女医明妃传〉为例》，《大众文艺》，2017 年第 11 期。

26．李静雯：《纪录片〈本草中国〉多元化主题的解读与思考》，《电视指南》，2017 年第 15 期。

27．魏改霞：《〈大明劫〉的隐喻性叙事》，《电影文学》，2017 年第 18期。

28．严璐、冯雅婷、严暄暄，等：《中医文化传播的现代语境（三）：新媒体》，《世界科学技术——中医药现代化》，2018 年第 1 期。

29．高翊凯、邱慧：《媒介即隐喻——尼尔·波兹曼媒介哲学探究》，《自然辩证法研究》，2018 年第 7 期。

30．陈林侠：《中国电影学派：如何理论，怎样创新？——以国外改编理论研究为核心》，《社会科学》，2018 年第 9 期。

31．杨一丹：《当代影视剧中医医疗叙事和健康传播策略研究》，《传媒论坛》，2018 年第 19 期。

32．张星：《困境·路径与未来：中医药文化传播的时代影像投射》，《电影评介》，2019 年第 2 期。

33．王小丁、盛淳汇：《中医药影视剧的叙事表达与文化传播研究》，《中国医学人文》，2019 年第 7 期。

34．任晓丽、叶成：《从〈女医明妃传〉看古代女性医家之医学教育途径》，《山西高等学校社会科学学报》，2019 年第 3 期。

35．［美］蒂莫西·科里根：《定义改编》，刘琼译，《北京电影学院学报》，2020 年第 1 期。

36．万传法：《从文学到电影：关于改编观念、理论、模式及方法等的思考》，《上海师范大学学报（哲学社会科学版）》，2020 年第 1 期。

37．袁娴、王云、王雪梅：《影视对中医药文化传播的影响研究》，《成都中医药大学学报（教育科学版）》，2020 年第 2 期。

38．朱清河、赵婧：《信息的不确定性：媒介变迁与谣言演化的交互与内嵌》，《当代传播》，2020 年第 3 期。

39．王英男、夏从亚：《探析〈本草中华〉对中医药文化诠释与传播》，《当代电视》，2020 年第 7 期。

40．彭晓：《〈本草中华〉的诗意内蕴与传播价值》，《中国电视》，2020 年第 12 期。

41．王舒心：《浅谈影视剧作品对于中医文化的传播》，《戏剧之家》，2020 年第 15 期。

42．程旺：《影视创作：打开中医药的新方式》，《中国中医药报》，2021 年 1 月 27 日。

43．罗茜：《基于 5W 模式的中医药纪录片传播策略分析——以〈本草中国〉为例》，《亚太传统医药》，2022 年第 4 期。

44．肖珺、张琪云：《走出偏见：刮痧的新媒体跨文化传播启示——兼谈中医药文化对外传播的发展路径》，《未来传播》，2023 年第 4 期。

45．李珞瑄：《融媒体视域下中医药文化的传播路径研究》，《新闻研究导刊》，2023 年第 20 期。

46．罗红柳、王家陟：《我国公民中医药健康文化素养现状、问题与对策》，《中医药管理杂志》，2024 年第 1 期。

47．徐永红：《中医药文化自信建设路径研究》，《中医药管理杂志》，2024 年第 1 期。

48．郭晓辉、杨智豪、杨行等：《后疫情时代中医药文化传播认识调查及对策研究》，《亚太传统医药》，2024 年第 1 期。

49．刘阳、任姗姗：《2023 年电影总票房 549.15 亿元 国产影片票房 460.05 亿元，占比 83.77%》，《人民日报（海外版）》，2024 年 1 月 3 日，第 2 版。

附录一

新世纪以来中医药文化影视作品不完全统计

序号	作品名称	首映/首播时间	首映/首播平台	豆瓣评分	类型
1	《医神华佗》	2000 年	优酷	6.2	电视剧
2	《黄连·厚朴》	2000 年 9 月	院线电影	8.2	电影
3	《大宅门》	2001 年 4 月	央视综合频道	9.4	电视剧
4	《刮痧》	2001 年 5 月	院线电影	7.5	电影
5	《大清药王》	2001 年 9 月	天津卫视	7.5	电视剧
6	《大宅门》	2003 年	1905 电影网	9.3	电影
7	《神医喜来乐》	2003 年 12 月	央视	8.0	电视剧
8	《神医华佗》	2004 年	——	7.1	电视剧
9	《黄帝内经》	2004 年	央视	无评分	纪录片
10	《汉方道》	2004 年 7 月	院线电影	5.8	电影
11	《皇城草医》	2005 年 2 月	央视电影频道	无评分	电视电影
12	《大宅门》（第二部）	2005 年 9 月	云南卫视	8.0	电视剧
13	《本草药王》	2005 年 11 月	香港翡翠台	6.4	电视剧
14	《医痴叶天士》	2008 年	央视电影频道	7.5	电视电影
15	《百家讲坛：千古中医故事》	2008 年 5 月	央视科教频道	无评分	电视栏目
16	《大国医》	2008 年 5 月	央视电视剧频道	6.8	电视剧
17	《玉井传奇·太安堂》	2009 年 7 月	搜狐网	无评分	电视剧
18	《神医大道公》	2010 年 5 月	央视电视剧频道	7.1	电视剧

续表

序号	作品名称	首映/首播时间	首映/首播平台	豆瓣评分	类型
19	《精诚大医》	2011 年	院线电影	8.2	电影
20	《大明医圣李时珍》	2011 年 3 月	央视电视剧频道	7.9	电视剧
21	《刁蛮俏御医》	2011 年 6 月	台湾中视	8.9	电视剧
22	《大国医》	2012 年 10 月	央视科教频道	无评分	纪录片
23	《神医喜来乐传奇》	2013 年 2 月	天津电视台文艺频道	6.0	电视剧
24	《大宅门 1912》	2013 年 4 月	南京新闻综合频道	5.6	电视剧
25	《艾草仙姑》	2013 年 6 月	央视电影频道	5.6	电视电影
26	《推拿》	2013 年 8 月	央视综合频道	8.5	电视剧
27	《大明劫》	2013 年 10 月	院线电影	8.2	电影
28	《天下第一针》	2014 年	1905 电影网	6.0	电视电影
29	《怪医唐慎微》	2014 年	1905 电影网	6.2	电视电影
30	《神医大道公前传》	2014 年 7 月	央视电视剧频道	5.2	电视剧
31	《神医安道全》	2014 年 8 月	福建电视台电视剧频道	无评分	电视剧
32	《推拿》	2014 年 11 月	院线电影	8.0	电影
33	《神医传奇》	2015 年 1 月	广东南方卫视	无评分	电视剧
34	《医馆笑传》	2015 年 1 月	安徽卫视、陕西卫视	6.4	电视剧
35	《医者童心》	2015 年 2 月	央视电影频道	7.6	电视电影
36	《葛洪医道》	2016 年	央视科教频道	9.0	纪录片
37	《孟河医派》	2016 年	央视科教频道	无评分	纪录片
38	《女医明妃传》	2016 年 2 月	东方卫视、江苏卫视	6.3	电视剧
39	《赤脚医生》	2016 年 4 月	CNTV 中国网络电视台	8.7	纪录片
40	《本草中国》	2016 年 5 月	江苏卫视、央视纪录频道	8.7	纪录片
41	《医馆笑传 2》	2016 年 8 月	东南卫视	5.9	电视剧

序号	作品名称	首映/首播时间	首映/首播平台	豆瓣评分	类型
42	《皇甫谧》	2016 年 12 月	央视电影频道	无评分	电视电影
43	《天才医仙》	2017 年	——	无评分	动画电影
44	《秘境神草》	2017 年 2 月	广东卫视	7.6	纪录片
45	《中医神探》	2017 年 5 月	爱奇艺	无评分	网络大电影
46	《本草中华》	2017 年 9 月	东方卫视	8.6	纪录片
47	《秦时明月之医者入世》	2017 年 10 月	优酷网	6.4	动画片
48	《凤凰大视野——中医无国界》	2018 年	——	无评分	纪录片
49	《悬壶岭南》	2018 年 3 月	广东卫视	无评分	纪录片
50	《河间圣手》	2018 年 3 月	1905 电影网	无评分	电视剧
51	《皇甫神医》	2018 年 12 月	爱奇艺	无评分	电视剧
52	《老中医》	2019 年 2 月	央视综合频道	5.9	电视剧
53	《秘境神草》（第二季）	2019 年 3 月	广东卫视	无评分	纪录片
54	《本草中华》（第二季）	2019 年 5 月	东方卫视	8.3	纪录片
55	《医心》	2019 年 5 月	央视	9.2	纪录片
56	《本草中国》（第二季）	2019 年 8 月	央视中文国际亚洲频道	8.5	纪录片
57	《中医世界》	2019 年 10 月	——	无评分	纪录片
58	《中医故事》	2020 年 10 月	央视网	无评分	动画片
59	《中医·与时代同行》	2020 年 12 月	央视纪录频道	无评分	纪录片
60	《苍生大医》	2021 年	央视纪录频道	无评分	纪录片
61	《御赐小医仙》	2021 年 9 月	优酷	无评分	电视剧
62	《医圣》	2022 年 2 月	河南卫视	无评分	电视剧
63	《中国中医药大会》	2023 年 12 月	央视综合频道	无评分	电视节目

附录二

大学生对中医药文化影视和网络新媒体传播认知情况及其传播效果调查问卷

亲爱的大学生朋友：

您好，非常感谢您能参加本次调查活动。本次调查的目的是为了了解大学生群体对中医药文化影视和网络新媒体传播的认知状况，以及中医药文化影视和网络新媒体传播在大学生群体中的传播效果，为教育部人文社会科学研究项目获取数据，并为进一步推进中医药文化传播工作提供帮助和支持。

本问卷中的中医药文化影视传播，是指利用电影电视媒介，以电影故事片、电视剧、影视纪录片、电视栏目、电视综艺节目等具体影视形态承载，传播中医药文化的过程。本问卷中的中医药文化网络新媒体传播，是指利用互联网，特别是移动互联网技术，以文字、图片、短视频等形式传播中医药文化的过程。

您的答案是匿名的，我们确保不会泄露您的答案，仅用于相关研究。因此，希望得到您的大力支持和帮助，请您如实填写。非常感谢您的合作！

1. 您的性别是？［单选题］*

　　○男　　　　　　　　○女

2. 您就读的大学是？［填空题］*

　　_____

3. 您的年级是？［单选题］*

　　○一年级　　　　　　○二年级　　　　　　○三年级

○四年级　　　　　　○五年级　　　　　　○研究生

4. 您所在的学科门类（专业）名称是？［单选题］*

○哲学　　　　　　　○经济学　　　　　　○法学

○教育学　　　　　　○文学　　　　　　　○历史学

○理学　　　　　　　○工学　　　　　　　○农学

○医学（不含中医学）　　　　　　　　　○中医学

○军事学　　　　　　○管理学　　　　　　○艺术学

○体育学

5. 您对中医药文化感兴趣吗？［单选题］*

○很不感兴趣　　　　○不感兴趣

○一般感兴趣　　　　○感兴趣

○很感兴趣

6. 您对中医药文化了解吗？［单选题］*

○不了解　　　　　　○有一定了解　　　　○非常了解

7. 您了解中医药文化的渠道有哪些？［多选题］*

□影视媒体　　　　　□网络新媒体

□图书报纸　　　　　□父辈师长

□其他＿＿＿＿＿＿＿＿＿

8. 您认为影视和网络新媒体是否适合传播中医药文化？［单选题］*

○是　　　　　　　　○否　　　　　　　　○不确定

9. 您认为目前中医药文化题材影视作品是否已经和武侠功夫题材影视作品一样，广泛传播，受人欢迎？［单选题］*

○是　　　　　　　　○否　　　　　　　　○不确定

10. 您认为目前中医药文化影视和网络新媒体传播的整体效果如何？［单选题］*

○很好　　　　　　　○较好　　　　　　　○一般

○较差　　　　　　○不确定

11. 您是否会主动选择观看中医药文化题材影视作品？［单选题］*

　　○是　　　　　　○否

12. 新冠疫情会让您主动关注中医药文化题材影视作品和网络新媒体的相关内容吗？［单选题］*

　　○是　　　　　　○否

13. 您认为当前制约中医药文化影视传播的主要因素是什么？［多选题］*

　　□有影响力的优秀作品较少

　　□大明星高投资的大制作较少

　　□影视行业对中医药文化题材不够关注

　　□中医药文化娱乐性不足

　　□其他＿＿＿＿＿＿＿＿＿＿

14. 您认为下列哪些影视类型适合传播中医药文化？［多选题］*

　　□电影故事片　　　□电视剧　　　　　□纪录片

　　□电视综艺节目　　□网络综艺节目

　　□其他＿＿＿＿＿＿＿＿＿＿

15. 您愿意从下列哪类电视栏目中获取中医药文化知识？［多选题］*

　　□科普讲座访谈类　□娱乐综艺类

　　□新闻纪实类　　　□生活服务类

　　□其他＿＿＿＿＿＿＿＿＿＿

16. 您愿意从下列哪种网络新媒体渠道中获取中医药文化知识？［多选题］*

　　□抖音、快手等短视频类自媒体

　　□微信公众号

　　□知乎等问答类平台

□今日头条等综合类信息平台

□其他_____

17. 在使用网络新媒体平台获取中医药文化知识时，您更愿意接受哪种形式？［单选题］*

　　○纯文字　　　　　　○图文　　　　　　○短视频

　　○其他_____

18. 您可能会关注网络新媒体中的哪些中医药文化相关知识？［多选题］*

　　□人文历史知识　　　□养生保健知识

　　□饮食食疗知识　　　□其他_____

19. 您看过（或知道）下列哪些中医药文化题材相关影视作品？［多选题］*

　　□电视剧《大宅门》

　　□电视剧《神医喜来乐》

　　□电视剧《女医明妃传》

　　□电视剧《老中医》

　　□电影《刮痧》

　　□电影《大明劫》

　　□电影《推拿》

　　□电影《李时珍》

　　□电影《华佗与曹操》

　　□纪录片《本草中国》

　　□纪录片《本草中华》

　　□其他_____

20. 在观看上述中医药文化题材影视作品时，您是否意识到了它们与中医药文化有关？［单选题］*

○是　　　　　　　○否

21. 上述影视作品中的中医药文化内容是否是您选择观看该作品的决定性因素？［单选题］*

○是　　　　　　○否　　　　　　　○不确定

22. 您观看上述中医药文化题材影视作品的目的是什么？［多选题］*

□休闲娱乐　　　　□获取中医药文化知识

□追星　　　　　　□其他_____

23. 上述中医药文化题材影视作品中吸引您的要素有哪些？［多选题］*

□中医药健康文化知识　　　　　　□故事情节

□明星演员　　　　　　　　　　　□历史文化知识

□其他_____

24. 您认为是否能从中医药文化题材影视作品中学习了解中医药文化知识？［单选题］*

○是　　　　　　○否　　　　　　　○不确定

25. 观看中医药文化题材影视作品时，您希望获取哪些中医药文化知识？［多选题］*

□中医药健康文化知识

□救死扶伤的医德医风

□中医药的神奇疗效

□名医的传奇人生

□中医药历史文化知识

□其他_____

26. 您是否相信某些影视作品中呈现的中医中药的神奇疗效？［单选题］*

○是　　　　　　○否　　　　　　　○不确定

27. 您认为一些影视作品中对中医中药疗效的神奇夸张呈现是否对传播中医药文化有利？［单选题］*

    ○是　　　　　　○否　　　　　　○不确定

28. 您认为观看中医药文化题材影视作品是否能影响您对待中医药的态度和认知？［单选题］*

    ○是　　　　　　○否　　　　　　○不确定

29. 您认为网络新媒体中的中医药文化内容是否能影响您对待中医药的态度和认知？［单选题］*

    ○是　　　　　　○否　　　　　　○不确定

30. 您认为中医药文化作为影视创作的题材资源是否已经得到了充分挖掘和呈现？［单选题］*

    ○是　　　　　　○否　　　　　　○不确定

31. 您是否会观看类似《中国诗词大会》那样的以中医药文化为主题的电视或网络节目？［单选题］*

    ○是　　　　　　○否

32. 您认为未来中医药文化是否能像武术文化/功夫文化等中华优秀传统文化那样与影视媒介紧密结合，创作出大量优秀影视作品，实现更好的传播效果？［单选题］*

    ○是　　　　　　○否　　　　　　○不确定

33. 您认为热门电视/网络综艺娱乐节目（例如《向往的生活》《极限挑战》《爸爸去哪儿》等）是否能植入中医药文化内容？［单选题］*

    ○是　　　　　　○否　　　　　　○不确定

34. 您认为是否需要进一步加强中医药文化影视和网络新媒体传播的深度和力度？［单选题］*

    ○是　　　　　　○否　　　　　　○不确定

35. 您认为近年来中医药文化影视和网络新媒体传播有亮点吗？是什

么？ ［填空题］

___

36. 您认为当前影响中医药文化影视和网络新媒体传播的主要障碍是什么？ ［填空题］

___

37. 促进中医药文化影视和网络新媒体传播，作为青年受众，您有什么建议？ ［填空题］

___